Wissenswertes zur Neuraltherapie

nach Huneke

Von Dr. med. Peter Dosch

23., überarbeitete Auflage

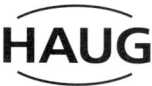

Karl F. Haug Verlag · Heidelberg

Die Deutsche Bibliothek – CIP-Einheitsaufnahme

Dosch, Peter:
Wissenswertes zur Neuraltherapie nach Huneke :
von Peter Dosch. – 23., überarb. Aufl. –
Heidelberg : Haug, 1997
  (Wissenswertes für Patienten)
  Bis 22. Aufl. u.d.T.: Dosch, Peter; Wissenswertes für Patienten über
  die Neuraltherapie nach Dr. Huneke
  ISBN 3-7760-1642-6

1966 – 22. Auflage 1993

© 1997 Karl F. Haug Verlag, Hüthig GmbH, Heidelberg

Alle Rechte, insbesondere die der Übersetzung in fremde Sprachen, vorbehalten. Kein Teil dieses Buches darf ohne schriftliche Genehmigung des Verlages in irgendeiner Form – durch Fotokopie, Mikrofilm oder irgendein anderes Verfahren – reproduziert oder in eine von Maschinen, insbesondere von Datenverarbeitungsmaschinen, verwendbare Sprache übertragen oder übersetzt werden.

All rights reserved (including those of translation into foreign languages). No part of this book may be reproduced in any form – by photoprint, microfilm, or any other means – nor transmitted or translated into a machine language without written permission of the publisher.

ISBN 3-7760-1642-6

Umschlagfoto: Aus Dosch, M.: Bildatlas der Neuraltherapie mit Lokalanästhetika. Karl F. Haug Verlag, Hüthig GmbH, Heidelberg.

Umschlaggestaltung: WSP Design, 69120 Heidelberg

Satz: H&S, 68775 Ketsch

Druck und Bindung: Progressdruck, 67346 Speyer

Inhalt

Vorwort 7

Von kleinen Ursachen mit großer Wirkung 8

Die Segmenttherapie – ein Teil der Neuraltherapie 14

Das Huneke-(Sekunden-)Phänomen – die „Heilung in der Sekunde" 17

Welche Krankheiten kann die Neuraltherapie heilend beeinflussen? 22

Was heilt die Neuraltherapie nicht? 25

Was muß der Arzt vor Beginn der Behandlung mit Procain
oder Lidocain wissen? 28

Huneke-Phänomen-Heilungen 33

Was ist nach der Behandlung zu beachten? 42

Verjüngung durch Procain? 48

Ärztliche Aufklärungspflicht und rechtliche Grundlagen 51

Stichwortverzeichnis 53

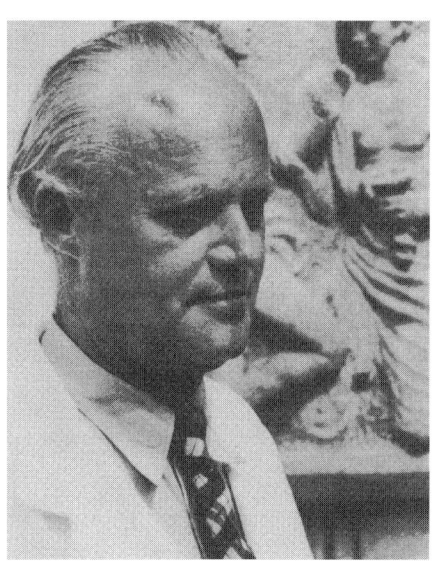

Dr. med. Ferdinand Huneke   † 2. 6. 1966   Dr. med. Walter Huneke   † 4. 3. 1974

Vorwort

*Der Arzt hat nur eine Aufgabe,
zu heilen, und wenn ihm das gelingt,
ist es ganz gleichgültig,
auf welchem Wege es ihm gelingt.*
Paracelsus

Ich schrieb dieses Heft für die Kranken. Sie sollen und müssen von dieser neuen zukunftsreichen Heilmethode wissen. Denn sie ist keine geheimnisvolle Zaubermedizin, sondern lebendige Heilkunst und gibt dem, der Augen hat zu sehen, einen ehrfürchtigen aber auch beglückenden Einblick in die Geheimnisse des Lebendigen. Dem Kranken soll sie neue Hoffnung und auch den Weg zu seiner Heilung geben. „Nur die Sache ist verloren, die man aufgibt!"

Dr. Peter Dosch
Arzt für Naturheilverfahren
A-6345 Schwendt bei Kössen/Tirol

Von kleinen Ursachen mit großer Wirkung

An einem strahlenden Sommertag des Jahres 1666 liegt der 23 Jahre alte englische Physiker Isaak Newton versonnen vor sich hindämmernd unter einem Apfelbaum. Da wird sein Träumen plötzlich unterbrochen. Ein Apfel hat sich vom Baum gelöst und fällt klatschend dicht neben ihm zu Boden. Während er herzhaft hineinbeißt, kommt ihm der Gedanke: Warum fallen eigentlich alle Gegenstände so schnurstracks auf die Erde, als ob sie von magnetischen Kräften angezogen würden? Unsereins hätte sich nicht lange den Kopf darüber zerbrochen. Der junge Gelehrte tat es aber. Seine Überlegungen führten ihn zu den Schwerkraftgesetzen, die ihn weltberühmt gemacht haben. Noch heute bauen Physik und Astronomie auf seinen Erkenntnissen auf.

Ein alltäglicher Vorgang hat ein Genie zu Überlegungen angeregt, die zu gar nicht alltäglichen, richtungweisenden Entdeckungen führten.

An diese Geschichte wird man unwillkürlich erinnert, wenn man hört, daß die moderne Neuraltherapie ihr Entstehen auch so einem genial beobachteten und weitergedachten Zufall verdankt. Zwei Ärzte, Ferdinand und Walter Huneke, bemühten sich schon seit Jahren vergeblich um ihre Schwester, die häufig unter den heftigsten Migräneanfällen litt. Alles, was je gegen dieses quälende Leiden empfohlen worden war, hatte versagt. Die Schmerzen konnten wohl vorübergehend betäubt werden, aber von einer anhaltenden Besserung oder gar Heilung konnte keine Rede sein. Bei einem neuen, besonders heftigen Anfall erinnerte sich Ferdinand, daß ihn vor kurzem ein erfahrener Kollege auf ein Rheumamittel aufmerksam gemacht hatte, das ihm bei ähnlichen schmerzhaften Erkrankungen gute Dienste geleistet hatte. Schnell war der Inhalt einer Ampulle dieses Mittels in die Spritze aufgezogen und der Kranken behutsam in die Blutader verabfolgt. Nach den vielen Enttäuschungen versprachen sich beide nicht viel von diesem neuen Versuch. Doch da geschah etwas, was Ferdinand Huneke so erschütterte, daß ihn dieses Erlebnis einfach nicht wieder losließ: Noch während der Einspritzung verschwanden schlagartig der bohrende Kopfschmerz, das Flimmern vor den Augen, Schwindel, Brechreiz und die gedrückte Stimmung, die für die Migräne kennzeichnend sind. Die schmerzverzerrten Gesichtszüge glätteten sich, und aus der eben noch Verzweifelten war mit einem Schlage ein dankbar lächelnder, gesunder Mensch geworden. Wie ein Wunder war das.

Etwas völlig Neues mußte hier vorgegangen sein, keine einfache Schmerzbetäubung, sondern eine tiefgreifende Heilung, die den ganzen Menschen mit Leib und Seele wie umgewandelt hatte. Daß der Heilerfolg nach so vielen erfolglosen Spritzen nicht auf Suggestion und Einbildung beruhen konnte, war für Ferdinand Huneke sicher. Er sprach mit seinem Bruder Walter darüber, und beide begannen mit dem Mittel Versuche anzustellen. Dabei stellte sich heraus, daß das verwendete Medikament in zwei verschiedenen Fertigungen hergestellt wird. Einmal für Einspritzungen direkt in die Blutbahn und dann für schmerzlose Injektionen in den Muskel mit einem Procain-Zusatz. Procain (= Novocain, Farbwerke Hoechst) ist ein örtliches Betäubungsmittel, das zum Beispiel der Zahnarzt vor dem Zahnziehen spritzt. – Ferdinand hatte seiner Schwester versehentlich das procainhaltige Präparat direkt in die Ader gespritzt, und nur dieser Zusatz war es, der den verblüffenden Heilerfolg ausgelöst hatte. Bis dahin hatte man angenommen, Procain könnte bei Einspritzung in die Blutbahn eine tödliche Hirnlähmung hervorrufen. Ferdinand Hunekes Irrtum hatte nun bewiesen, daß das nicht der Fall ist und daß das Procain außer zur örtlichen Betäubung auch als Heilmittel verwendet werden kann.

Nach dieser Entdeckung setzten sie ihre Versuche mit einer Procainlösung fort, der sie noch etwas Coffein beimengten. Dadurch wurde das Mittel einmal für den Körper besser ver-

Noch während der Einspritzung verschwanden Kopfschmerz, Schwindel und gedrückte Stimmung.

Procain kann außer zur örtlichen Betäubung auch als Heilmittel verwendet werden.

träglich und die Wirkung sogar noch erhöht. Die Firma Bayer in Leverkusen überzeugte sich von der überragenden Heilwirkung dieser Verbindung und brachte sie unter dem Namen „Impletol" in den Handel.

Die Ergebnisse der Versuchsreihen, bei denen die Brüder die Ungefährlichkeit der Injektionen immer erst am eigenen Körper ausprobierten, faßten sie 3 Jahre später in einer gemeinsamen Arbeit zusammen, die 1928 unter dem Titel: „Unbekannte Fernwirkung der Lokalanästhesie" veröffentlicht wurde. Das war die Geburtsstunde der modernen **Neuraltherapie,** wie man die Heilung über das Nervensystem heute nennt. Denn daß das Medikament nicht über das Blut wirkt, wurde dadurch bewiesen, daß chronische Kopfschmerzen und andere Schmerzzustände oft genauso blitzartig verschwanden, wenn das Mittel nicht in, sondern neben die Ader ins Gewebe gelangte. Die Schnelligkeit der Heilvorgänge, die bereits eintreten, bevor das Mittel überhaupt aufgesogen sein kann, läßt an elektrische Abläufe denken. Als Leitungsbahnen kommen dafür nur die Nerven des vegetativen Nervensystems in Frage. Das ist der Teil des Nervensystems, der unserem Willen nicht unterworfen ist. Diesen „Lebensnerven" steht in unserem Körper ein gewaltiges Netz feinster elektrischer Leitungen zur Verfügung, das die kaum vorstellbare Länge von zwölf Erdumfängen hat. Jede unserer 40 Trillionen Zellen ist von einer Flüssigkeit umgeben, die das optimale Milieu für eine intakte Zellfunktion aufbaut, die sogenannte „Matrix".

Gesundes Leben ist nur möglich, wenn die Ganzheit aller Zellen laufend untereinander Informationen austauschen kann. So können sie den Bedarf an Sauerstoff, Zucker, Eiweiß, Energie und anderen lebensnotwendigen Bausteinen melden. Das intakte Regulations-System wird dann veranlasst, daß der jeweilige Bedarf auch gedeckt wird.

Das „Vegetativum" lenkt überall in unserem Körper die Lebensvorgänge, es regelt die Atmung, Durchblutung, Körpertemperatur, die Tätigkeit der Verdauungsdrüsen, den Stoffwechsel, die Hormonbildung und -ausschüttung, es läßt unser Herz schlagen, auch wenn wir schlafen, und steuert all die vielen automatisch ablaufenden Vorgänge, ohne die wir nicht leben könnten. Wir wissen heute, daß auch die Wege zur Krankheit und zurück zur Heilung auf diesen Nervenbahnen verlaufen. Ebenso, daß Procain und die anderen Neuraltherapeutika in der Lage sind, bei richtiger Anwendung am Ort der Störung vegetative Fehlsteuerungen zu beseitigen. Mit der Wiederherstellung normaler elektrischer Verhältnisse in Nerven und Gewebe wird auch die gestörte Funktion wieder normalisiert und damit die Gesundheit wiederhergestellt, soweit das überhaupt noch anatomisch möglich ist.

Krankheit ist fehlgesteuertes lebendiges Ganzes. Es erkrankt nie ein einzelnes Organ allein (das Herz, die Gallenblase, das Auge, das Gelenk usw.), sondern immer der ganze Mensch mit Leib und Seele! Hier regulierend einzugreifen, ist die nicht immer leichte Aufgabe des Arztes. Das Wissen der Menschheit verdoppelt sich jetzt etwa alle 10 Jahre. Trotzdem reicht es nicht aus, die komplizierten kybernetischen Vorgänge im Lebendigen restlos zu erfassen. Wir sind in der Medizin neben dem Wissen immer noch auf das Können des Heilkünstlers angewiesen, der aus der Erfahrungsheilkunde von Jahrtausenden schöpft und Reaktionen des Lebendigen beobachtet und nutzbringend verwertet, auch, wenn er ihre Wirkung mit dem heutigen Wissen nicht immer ganz erklären kann. Gerade in der Medizin sollte nur der Erfolg ausschlaggebend sein: Wer heilt, hat recht, und was heilt, ist richtig!

Der deutsche Physiologe von Hering prophezeite 1925: „Die weise Benutzung des vegetativen Systems wird einmal den Hauptteil der ärztlichen Kunst ausmachen." Die Brüder Huneke zeigten uns mit ihrer Neuraltherapie, einer echten Ganzheitstherapie, einen guten Weg, es weise zu nutzen, und die Ärzte werden ihnen folgen müssen, wenn sie erfolgreicher sein wollen. Ihr erstes Gebot sollte immer lauten: Du sollst helfen – und das nach bestem Können, Wissen und Gewissen!

Krankheit ist fehlgesteuertes lebendiges Ganzes.

Wer heilt, hat recht, und was heilt, ist richtig!

Inzwischen hat die Zeit für die endgültige wissenschaftliche Anerkennung der Huneke-Therapie gearbeitet. In Wien fand sich auf Anregung des Neuraltherapeuten Prof. Dr. F. Hopfer ein Team zusammen, das sich zur Aufgabe stellte, die medizinischen Grenzgebiete und die Methoden der Erfahrungsheilkunde wissenschaftlich zu erforschen. Namhafte Gelehrte, wie die Professoren Harrer, Fleischhacker, Kellner und Pischinger gehören der Forschergruppe an. Diese wies nach, daß sich die bisher teilweise umstrittenen Phänomene der Neuraltherapie nach Huneke sehr wohl objektivieren lassen. Danach sind Krankheiten Folgen von Störungen im vegetativen Grundsystem bzw. Zelle-Milieu-System, wie es Prof. Pischinger nennt. In der Flüssigkeit, die jede Zelle umgibt, endigen die feinsten Ausläufer des vegetativen Nervensystems und der Blutgefäße. Hier werden – letztlich unter Leitung und Kontrolle des gesamten Nervensystems – alle lebenswichtigen Funktionen wie die des Stoffwechsels, der Durchblutung, Temperatur, Zellatmung, des Energiehaushalts und des Gleichgewichts von Säuren und Basen geregelt und bei irgendwelchen Störungen im Organismus nachweisbar in diesem System die ersten Gegenregulationen vorgenommen. Das Wiener Team bewies, daß Entzündungen, Verletzungen, Bakterienherde, Fremdkörper und Narben nachhaltige Störungen in diesem wichtigen Regulierungssystem hervorrufen können und daß derartige Störfelder und Herde weit über ihre Umgebung hinaus den ganzen Menschen belasten und krankheitsanfälliger machen. Es liegt nahe, daß bei zusätzlichen Schädigungen, die dann nicht mehr ausgeglichen werden können, Krankheiten besonders leicht an ererbt schwachen oder durch Vorkrankheiten geschädigten Organen oder Regelkreisen auftreten. Man fand bei den Untersuchungen störfeldbedingte Differenzen zwischen beiden Körperhälften bei den Blutkörperchenzahlen, Temperaturen und dem Sauerstoff- und Energiestoffwechsel und ebenso Abweichungen des Hautwiderstandes und des bio-elektrischen Potentials, die sich nach der Störfeldbeseitigung mit Procain im

Huneke-Phänomen allesamt wieder normalisierten. Diese Ergebnisse beweisen, daß eine gekonnte Procaintherapie, wie sie die Brüder Huneke lehrten, in der Lage sein kann, an den Grundursachen der Krankheiten anzusetzen und grundlegend zu heilen.

Die Procaintherapie ist in der Lage, Krankheiten grundlegend zu heilen.

Die Segmenttherapie – ein Teil der Neuraltherapie

In den ersten 16 Jahren verwendeten die Brüder Huneke und zahlreiche Schüler in aller Welt das Procain nur in Form einer **Heilbetäubung im Bereich der Erkrankung.** Sie erzielten allein damit schon aufsehenerregende Heilerfolge. Mit dieser sogenannten **Segmenttherapie** lassen sich die verschiedenartigsten Krankheitsbilder erfolgreich behandeln, wie zum Beispiel chronische Kopfschmerzen, Schlaflosigkeit, Neuralgien, Rheuma, Ischias, Hexenschuß, Gelenkentzündungen, Mittelohrerkrankungen wie Schwerhörigkeit, auch Augenerkrankungen, Hautausschläge, Unterleibsleiden bestimmte Herzerkrankungen, Asthma, Vorsteherdrüsenvergrößerung und Krankheiten des Magens, der Leber und der Gallenblase. Bei der Segmentbehandlung verläuft die Heilung auf denjenigen Wegen, die die Heilkunde schon jeher mit Wärme- und Kälteanwendungen, Massagen, Hautreizverfahren verschiedenster Art und der chinesischen Akupunktur beschritten hat. Nur erweist sich dabei das Procain als ein besonders wirkungsvoller und weitreichender Heilreiz.

Bei einer Gallenkolik zum Beispiel strahlen die Schmerzen von der Gegend unter dem rechten Rippenbogen bis unter das rechte Schulterblatt aus. Heiße Kompressen auf diese Schmerzzonen lindern die Kolikschmerzen. Die Procainbehandlung dieser Zonen mit Hautquaddeln wirkt noch besser. Wir können also von bestimmten Hautbezirken aus, die der Arzt kennt und ertastet, auf die inneren Organe heilend einwirken. Die Chinesen fanden schon vor 5000 Jahren, daß Leber-Gallen-Kranke häufig über dem rechten Auge einen druckempfindlichen Punkt haben, und stechen dort ihre Akupunkturnadel ein. Die Neuraltherapie hat das Erfahrungsgut dieser uralten Volksmedizin übernommen und in die Methode eingebaut. Dabei zeigte sich, daß der Nadelstich an der richtigen Stelle durch das zusätzlich injizierte Procain in der Wirkung noch verstärkt wird. Entscheidend ist aber bei der Akupunktur wie bei der Huneke-Therapie immer der Einstich an der **richtigen Stelle.**

Besonders das Ausschalten von **Schmerzen** kann eine Kettenreaktion zum Gesunden auslösen. Durch eine ungeschickte Bewegung haben wir uns zum Beispiel irgendwo einen Muskel gezerrt. Das tut weh. Darauf verspannt sich die Muskulatur der Umgebung mit. In das schmerzhaft verkrampfte Gebiet kann das Blut aber nicht mehr so ungehindert einfließen wie vorher. Das blutarme Gebiet bekommt nun weniger Sauerstoff und die Stoffwechselschlacken können nicht mehr abtransportiert werden. Beides verstärkt aber die Schmerzen. Der Teufelskreis: Schmerz – Verkrampfung – schlechte Durchblutung – größere Schmerzen – stärkere Verkrampfung – und immer so weiter – ist geschlossen. Schließlich können sich durch den einseitigen Muskelzug Wirbel verkanten und größere Nerven gedrückt werden, wodurch sich das Leiden weiter kompliziert und ausweitet. So hat manche schwere Ischias einmal als einfacher Hexenschuß begonnen. Die Schmerzspirale hat aber noch weiterreichende Auswirkungen: Die Schmerzen führen zu Schlaflosigkeit, die Nervenkraft wird immer geringer, der Patient wird immer nervöser und wehleidiger. Die Medikamente legen sich auf den Magen, die Leber kommt mit dem Entgiften nicht mehr nach und der Appetit wird immer schlechter. So greift eines ins andere, bis der ganze Mensch mit Leib und Seele erkrankt ist. So gerät der Organismus immer tiefer in eine Sackgasse, aus der er nicht mehr herausfindet. Der Neuraltherapeut kann den Teufelskreis mit seinen schmerzausschaltenden Injektionen durchbrechen und so die Weichen wieder auf Heilung stellen: Die Durchblutung bessert sich, die Schlacken werden wieder abtransportiert, Verkrampfung und Verspannung lösen sich und damit alle vorher unlösbar scheinenden Probleme. Das ist die Erklärung dafür, warum die positiven Reaktionen der Segmentbehandlung meist länger vorhalten als die Betäubung selbst und warum sich die Wirkung mit jeder Wiederholung noch steigert.

Entscheidend ist bei der Huneke-Therapie der Einstich an der richtigen Stelle.

Der Neuraltherapeut kann den Teufelskreis mit schmerzausschaltenden Injektionen durchbrechen.

Es ist also notwendig, das Procain oft an die schmerzauslösende Stelle in die Tiefe des Gewebes zu bringen, wenn es erfolgreich angewendet werden soll. Darum gehören zu dieser Methode gute anatomische Kenntnisse, Gewissenhaftigkeit, eine gewisse Erfahrung und das Beherrschen einer Technik, die sich auch der beste Arzt erst aneignen muß. Die Ärzteschaft spaltet sich noch in begeisterte Anhänger und Gegner der Huneke-Methode. Wie alles umwälzend Neue, muß sie sich auch erst gegen das Alte durchsetzen. Aber immer mehr Professoren und Ärzte erkennen, daß sie mit ihrer Hilfe sehr oft besser und schneller helfen können als mit den bisher geübten Methoden. Der große französische Chirurg Professor Leriche fand schon 1925, daß eine richtig gesetzte Novocain-Einspritzung in manchen Fällen besser wirken kann als eine eingreifende Operation. Er nannte daher das Novocain (= Procain) gern das „konservative Messer des Chirurgen", mit dem man viele Operationen umgehen kann. Das können alle Neuraltherapeuten mit den Erfolgen ihrer gezielten Procain-Injektionen täglich neu bestätigen.

Das Huneke-(Sekunden-)Phänomen – die „Heilung in der Sekunde"

So segensreich die eben beschriebene Heilbetäubung im Krankheitsbereich allein schon ist, so erfuhr die Methode im Jahre 1940 noch eine großartige Bereicherung, als Ferdinand Huneke das erste Sekunden-Phänomen beobachtete, das nun in der Wissenschaft seinen Namen trägt. Mit seiner Entdeckung hat er ein neues Blatt in der Geschichte der Medizin aufgeschlagen. Die von ihm ausgehenden Erkenntnisse sind in der Lage, unsere bisherigen Anschauungen über die Entstehung vieler Krankheiten bis in die Grundlagen zu erschüttern.

Eine Frau kam wegen einer sehr schmerzhaften rechtsseitigen Schultergelenkentzündung von Breslau zu Dr. Huneke nach Düsseldorf. Die Krankheit hatte bisher jeder Behandlung bei einer Reihe hervorragender Ärzte getrotzt. Damals glaubte man noch, daß ein „Fokus", ein Eiterherd, auf dem Blutwege Krankheitserreger und Gifte ausstreuen würde, die dann irgendwo an den Gelenken solche schmerzhaften Entzündungen verursachten. Darum hatte man ihr schon vergeblich alle vereiterten Zähne und die Mandeln entfernt, weil man dort den Herd vermutete. Nun wollte man ihr sogar noch den linken Unterschenkel amputieren, weil man glaubte, jetzt dort den schuldigen Herd vermuten zu müssen. Die Patientin hatte nämlich als Kind eine Knochenmarkeiterung durchgemacht, wobei der Knochen operativ geöffnet worden war.

Dr. Huneke spritzte ihr Impletol ins Blut, setzte über dem kranken Gelenk oberflächliche Hautquaddeln und gab sein Mittel in den Gelenkspalt und an die benachbarten Nervenstämme. All das hatte in ähnlichen Fällen schon oft geholfen. Hier versagte es, und die Frau mußte ungeheilt entlassen werden. Glücklicherweise kam sie nach einigen Wochen noch einmal wieder, weil sich die Umgebung der Narbe am Unterschenkel so sehr entzündet hatte, daß ihr das Beschwerden verursachte.

Das Huneke-(Sekunden-)Phänomen – die „Heilung in der Sekunde"

Mit einer oberflächlichen Injektion am Schienbein waren die Schmerzen an der Schulter verschwunden.

Nur diese Entzündung am Schienbein wollte Dr. Huneke jetzt mit oberflächlichen Injektionen behandeln. Da erlebte er zu seiner und der Patientin größter Überraschung sein erstes **Sekunden-Phänomen:** Plötzlich waren die Schmerzen an der Schulter auf der anderen Körperseite restlos verschwunden, und die Kranke konnte den bisher vor Schmerzen krampfhaft steifgehaltenen Arm wieder wie früher unbehindert und schmerzfrei bewegen. Nach dieser einen Behandlung der Schienbeinnarbe war das Schultergelenk mit Dauerwirkung geheilt. Der Unterschenkel blieb der Frau dadurch natürlich erhalten.

Damit war wohl erwiesen, daß ein „**Störfeld**" die auslösende Ursache für eine Krankheit sein kann, die an entfernter Körperstelle auftritt. Ebenso, daß keine Bakteriengifte ausgestreut wurden. Wie hätten die sonst in Sekundenschnelle verschwinden können? Viel sinnvoller erscheint die Erklärung, daß in unserem Falle die Narbe am Unterschenkel wie ein Störsender gewirkt hat, der auf dem Nervenwege störende und letztlich krankmachende elektrische Befehlsimpulse ausgesendet hat. Diese hatten in der Schulter die Entzündung ausgelöst und unterhalten. Die Procain-Spritze an das Störfeld schaltete den Störsender aus und ließ damit alle von ihm verursachten Krankheitserscheinungen blitzartig und hundertprozentig verschwinden. Als ob das gestörte Ordnungsprinzip im Körper durch diesen Stoß ins System wiederhergestellt worden wäre.

Die Narbe am Unterschenkel hat wie ein Störsender gewirkt.

Auf den ersten Blick will uns nicht recht einleuchten, daß eine so alte Narbe aus frühester Kindheit im vorgerückten Alter schuld an einer Krankheit sein soll, die so viel später noch dazu an einer ganz anderen Stelle auftritt. Aber das folgende Beispiel aus dem täglichen Leben ist uns allen geläufig: Das Licht flackert in unserer Lampe. Wir schrauben eine neue Birne ein, aber es flackert weiter. Der hinzugezogene Elektriker zeigt uns dann, daß unsere Bemühungen an der Lampe zwecklos sein mußten, weil ein Wackelkontakt an der Zuleitung in einem ganz anderen Raum für den Schaden verantwortlich war. In der Sekunde, wo er ihn beseitigt, strahlt das Licht wieder wie früher. Dabei ist es doch auch ganz gleichgültig, ob die Störung vorher Stunden, Tage oder gar Jahre bestanden hat. Daß oben im zweiten Stock das Licht nicht brennen kann, wenn im Keller eine Sicherung durchgebrannt ist, weiß jeder. Warum stößt man dann auf Verwunderung, wenn man erklärt, daß eine Narbe am Fuß unter Umständen eine Schulterarthritis, eine Migräne oder dergleichen auslösen kann? Der Laie meint immer wieder, daß die Ursache seiner Schmerzen und Ausfallerscheinungen auch dort liegen müsse, wo er sie verspürt. Aber unser Vergleich mit der jedem geläufigen Hauselektrizität ist gar nicht so weit hergeholt. Das Leben ist nicht nur an Materie, sondern auch an Energie gebunden. Unser Nervensystem ist das alle Zellen und Organe verbindende Leitungsnetz, auf dem alle Informationen und regelnden Impulse weitergeleitet und ausgetauscht werden. Jede einzelne Körperzelle stellt eine winzige Batterie mit einer Spannung von 40–90 Millivolt dar. Auf jeden Reiz (wie Kälte, Hitze, Chemikalien, Wunden usw.) fällt dieses Potential zusammen. Die Zelle gewinnt aus ihrem Sauerstoff-Stoffwechsel die Energie, die Normalspannung sofort immer wieder aufzubauen. Nach überstarken Reizen (Operationen, Verletzungen, Entzündungen) gelingt das oft nicht mehr vollständig. Die durch den Dauerreiz kranke Zelle hat dann ein erniedrigtes Ruhe-Potential, das sie aus eigener Kraft nicht mehr normalisieren kann. Dementsprechend kann sie auch ihre Funktion nicht mehr richtig ausüben. Aus einer solchen kranken Zone, z.B. einer nicht reizlos verheilten Narbe, werden Erregungssalven ausgesendet, die die reizdämpfenden Systeme überfluten und so wie ein Störsender wirken. Angeboren schwache oder durch frühere Krankheiten geschwächte Organe haben eine geringe Trennschärfe, wie ein altes Radiogerät, das auch mehrere Stationen gleichzeitig empfängt. Sie verarbeiten die unsinnigen Informationen, die sie aus dem Störsender mitempfangen, zu krankmachenden Durchblutungs- und anderen Regulationsstörungen. Jeder Mensch hat also seine ererbt oder erworben schwache Stelle, die zuerst erkrankt, wenn ein aktives Störfeld im Körper auftritt.

Das Huneke-(Sekunden-)Phänomen – die „Heilung in der Sekunde"

Durch das Procain werden die normalen Funktionen der Zelle wiederhergestellt.

Darum kann auch ein und dasselbe Störfeld, zum Beispiel chronisch entzündete Mandeln, bei verschiedenen Menschen ganz unterschiedliche Krankheiten auslösen, wie z.B. bei dem einen ein Gelenkrheuma, beim zweiten einen grünen Star oder ein Bandscheibenleiden, ein Asthma usw. Das vom Arzt gezielt ins Störfeld injizierte Neuraltherapeutikum bringt Energie in das Gewebe mit herabgesetzter Ladung. Es lädt damit die Zellen wieder auf und schützt sie vor zu schneller erneuter Entladung. Mit dieser Repolarisierung durch das Procain (Prof. Fleckenstein) werden aber auch die normalen Funktionen der Zelle wiederhergestellt, und der Störsender wird dadurch abgestellt. Zumindest vorübergehend. Mit jeder Wiederholung der Injektion an gleicher Stelle lernt der Organismus von Mal zu Mal besser, das richtige Potential wieder aufzubauen und zu erhalten.

Wenn wir uns diese Zusammenhänge klargemacht haben, erklärt sich uns auch, warum ein Drittel aller Gallenkranken nach technisch vollendeter Operation bald wieder die alten Beschwerden bekommt, die dann meist als „Verwachsungsbeschwerden" gedeutet werden. Wenn die Krankheitsursache gar nicht an der Gallenblase, sondern an einem Störfeld beispielsweise an den Mandeln liegt, bleibt der Störsender bei der Operation unbehelligt und sendet weiter seine krankmachenden Impulse. Dann wird die Gallengegend erst zur Ruhe kommen, wenn in diesem Falle eine bzw. einige Procain-Injektionen an die Mandeln die eigentliche Ursache abschaltet. – Wenn aber Gallensteine da sind? Fast jede zweite Frau über 40 Jahre hat Gallensteine, aber nur ein Fünftel davon leidet an Gallenbeschwerden. Die überwiegende Mehrzahl trägt die Steine beschwerdelos und unbemerkt bis an das Lebensende! Die anderen 20 Prozent haben nach unseren Erfahrungen häufig ein Störfeld, das für die Unverträglichkeit von Fett, für die Koliken und alle anderen Beschwerden verantwortlich ist. Natürlich spielen bei diesem Krankheitsbild auch andere Komponenten, wie Hormonstörungen (Schwangerschaft) und seelische Störungen wie Ärger und Aufregungen, eine Rolle mit. So ist es sinngemäß auch bei Magengeschwüren, Unterleibsleiden, Gelenkleiden und vielen anderen Krankheiten.

Solche krankheitsauslösenden und -unterhaltenden Störfelder für alle möglichen chronischen Krankheiten finden wir besonders häufig an wurzeltoten, verlagerten oder vereiterten Zähnen, chronisch entzündeten Mandeln und an Narben, denen man äußerlich gar nichts Auffallendes anzusehen braucht. Sie können aber auch an jeder anderen Stelle des Körpers auftreten, wie später noch an praktischen Beispielen erläutert werden soll. Beim **Huneke-Phänomen** müssen alle vom Störfeld ausgelösten Beschwerden **hundertprozentig** verschwinden, soweit das anatomisch noch möglich ist. Das heißt, ein zerstörtes, knöchern versteiftes Gelenk kann natürlich nicht mehr beweglich, ein zerstörtes Auge nicht mehr sehend werden. Der fortschreitende Krankheitsproß wird aber gestoppt und oft erstaunlich weitgehend rückgängig gemacht. Selbstverständlich müssen die Schmerzen dann restlos verschwunden sein.

Leider reicht aber nicht immer eine einzige Behandlung aus, um das Störfeld endgültig erlöschen zu lassen. Wir verlangen von einem Huneke-Phänomen, daß der hundertprozentige Heilerfolg nach einer „Testinjektion" an die **Zähne mindestens acht,** von allen anderen Stellen aus **mindestens zwanzig Stunden anhält** und daß bei der nächsten Injektion an dieselbe Stelle wieder ein **mindestens ebenso großer** Erfolg erzielt wird. Werden diese Bedingungen erfüllt, führen erfahrungsgemäß weitere derartige Behandlungen mit immer länger anhaltender Wirkung zur endgültigen Heilung. Daß das so ist, beweisen täglich viele Anhänger Hunekes in aller Welt mit ihren aufsehenerregenden Heilungen!

Zusammenfassend können wir sagen:
1. **Jede** chronische Krankheit **kann** störfeldbedingt sein.
2. Jede Stelle des Körpers **kann** zum Störfeld werden.
3. Durch Ausschalten des Störfeldes mit Procain oder Lidocain (z.B. Xyloneural) oder einem anderen Neuraltherapeutikum ist die Krankheit dann heilbar.

Beim Huneke-Phänomen müssen alle vom Störfeld ausgelösten Beschwerden hundertprozentig verschwinden.

Welche Krankheiten kann die Neuraltherapie heilend beeinflussen?

Wie wir schon hörten, hilft in vielen Fällen, besonders bei schmerzhaften und juckenden Prozessen, eine wiederholte örtliche Heilbetäubung, die sogenannte **Segmenttherapie.** Schneller und eleganter geht es, wenn der Procain-Test an verdächtigen Stellen ein Störfeld aufdeckt und die Krankheitsursache im **Huneke-Phänomen** beseitigt werden kann. Wir wissen jetzt, daß jede chronische Krankheit störfeldbedingt sein **kann.** Wie oft erlebt der erfahrene Neuraltherapeut überraschende Heilungen, die er vorher bei der Art, dem Alter und der Schwere des Leidens selbst nicht für möglich gehalten hätte. Bis auf die Ausnahmen, die im nächsten Kapitel genannt werden, ist also ein Versuch mit dieser neuen Heilmethode angezeigt, besonders dann, wenn alle schulmedizinischen Therapieversuche erfolglos verlaufen sind! Anschließend sollen einige Krankheiten aufgezählt werden, bei denen die Neuraltherapie besonders häufig erfolgreich ist. Die Liste ist nicht vollständig, sie soll nur einen Überblick über die Vielseitigkeit der Zuständigkeit geben. Es klingt manchem unwahrscheinlich, daß ein einziges Mittel bei einer solchen Vielzahl von Krankheiten helfen soll. Es handelt sich aber im Grunde genommen gar nicht um ein Heilmittel schlechthin, sondern um dessen Wirkung auf die Selbstheilungskräfte des Körpers. Darum ist ja der Injektionsort so ausschlaggebend: Wir müssen das innere Heilprinzip dort regulierend ansprechen und ihm heilen helfen, wo die Krankheit gebahnt und gesteuert wird und das ist am gestörten neurovegetativen System!

Kopf: Kopfschmerzen, Migräne, Kopfdruck, Folgen von Gehirnerschütterungen und Schädelbrüchen wie Schwindel, Gleichgewichtsstörungen oder Epilepsie als Unfallfolge. Arteriosklerose des Gehirns und Zustand nach Schlaganfall (nur

Jede chronische Krankheit kann störfeldbedingt sein.

Besserung der geistigen und körperlichen Beweglichkeit). Manche Formen von Kreislaufstörungen, Haarausfall, Trigeminusneuralgien, Fazialislähmungen, Schlaflosigkeit.

Augen: Glaukom (Grüner Star) und alle entzündlichen Augenerkrankungen wie Neuritis, Iridozyklitis, Keratitis, Skleritis usw.

Ohren: Akute und chronische Mittelohrentzündungen, vom Ohr ausgehende Gleichgewichtsstörungen (Ménière), Ohrensausen und andere Ohrgeräusche, Schwerhörigkeit.

Nase: Heuschnupfen, Ozaena (Stinknase), chronischer Schnupfen, Verlust des Geruchsvermögens, Nebenhöhleneiterungen.

Hals: Schilddrüsenvergrößerung (Kropf) mit oder ohne Schilddrüsenüberfunktion (Basedow), aber auch hochgradige Nervosität mit Heulzwang und Angstzuständen. Chronische Mandelentzündungen, ständiges Druck- und Fremdkörpergefühl im Hals. Peitschensyndrom nach Auffahrunfällen.

Brust: Bronchialasthma, Herzasthma, Angina pectoris, Herzstiche, Herzbeklemmung, Zustand nach Herzinfarkt, Herzneurose (nervöse Beschwerden ohne erkennbare Ursache), Herzmuskelentzündung, Silikose (Staublunge), Emphysem, gewisse Formen der Lungentuberkulose.

Bauch: Leber- und Gallenleiden, Beschwerden nach Gelbsucht, Magen- und Zwölffingerdarmgeschwüre, Erkrankungen der Bauchspeicheldrüse, Magenneurose, chronische Verstopfung, chronischer Durchfall, Kolitis.

Unterleib: Bei Frauen Entzündungen der Gebärmutter, Eileiter und Eierstöcke, Periodenschmerzen, Ausfluß, Krankheiten, die nach Fehlgeburten oder schweren Entbindungen aufgetreten sind Kinderlosigkeit, sexuelle Störungen, Schwangerschaftserbrechen, Neigung zu Fehlgeburten.

Welche Krankheiten kann die Neuraltherapie heilend beeinflussen?

Beim Mann Prostata-(Vorsteherdrüsen-)vergrößerungen und -entzündungen, Impotenz. Nierenerkrankungen. Blasenleiden wie Reizblase, auch Bettnässen.

Gelenke, Wirbelsäule, Muskeln: Arthrosis deformans (Alters- und Abnutzungserkrankungen mit Zackenbildung), Zervikalsyndrom, Spondylosis, Osteochondrosis, Bandscheibenschaden, Bechterew-Krankheit, Kreuzschmerzen, Alters-Hüftleiden (Coxarthrosis), Hexenschuß, Kniebeschwerden, Gelenk- und Muskelrheuma, Arthritis, Steißbeinschmerzen Bänderzerrungen, Muskelrisse und deren Folgen.
Knochenhauterkrankungen (z.B. Tennisellenbogen) nach Überanstrengung und Unfällen, Amputationsstumpfschmerzen, organische Durchblutungsstörungen an Armen und Beinen, Sudeck-Krankheit, Gefäßkrämpfe, Lymphabflußstauungen, Sportverletzungen.

Haut: Chronische Hautleiden (wie Ekzem), Narbenschmerzen, Keloidnarben, Entzündungen aller Art, After- und Scheidenjuckreiz, Hämorrhoiden-Beschwerden, Thrombosen, Furunkel, Schmerzen nach Gürtelrose, Warzen, schlecht heilende Wunden, offene Beine.

Nerven: Neuralgien aller Art, Nervenentzündungen, Ischias, Gemütsveränderung nach Krankheiten oder Operationen, „nervöse" Organleiden, Gefühlsstörungen, funktionelle Erkrankungen, Schmerzzustände aller Art.

Allgemeinerkrankungen: Allergien, „vegetative Dystonie", krankhaft vorzeitiges Altern, Alters- und Abnützungserkrankungen, Leistungsknick, postoperative Krankheiten, Störungen der Hormondrüsen, Wetterfühligkeit und Föhnkrankheit.

Was heilt die Neuraltherapie nicht?

So vielseitig die Heilungsmöglichkeiten mit Procain auch sind, ein Allheilmittel ist es keinesfalls! Nach unseren bisherigen Erfahrungen sind mit der Methode Huneke nicht heilbar oder nicht wesentlich zu beeinflussen:

1. **Geisteskrankheiten,** wie Schizophrenie, manisch-depressives Irresein und Hysterie. Sie gehören in die Hand des Nervenfacharztes.
2. **Seelisch bedingte Krankheiten,** bei denen überstarke Gemütsbewegungen (Angst, Sorgen, Schreck) zu bleibenden seelischen Gleichgewichtsstörungen geführt haben. Sie bedürfen der Hilfe eines Seelenarztes (Psychotherapeuten), der mit dem heilenden Wort das seelische Störfeld aufdecken und beseitigen hilft.
3. **Mangelkrankheiten.** Wenn dem Körper ein Baustein, zum Beispiel ein Vitamin oder Hormon fehlt, muß dieser von außen zugeführt werden.
4. **Erbkrankheiten,** wie beispielsweise erbliche Blindheit oder Taubheit, ererbte Epilepsie. Die nach Kopfverletzungen aufgetretene erworbene Form von Fallsucht ist dagegen häufig sehr gut beeinflußbar.
5. **Fortgeschrittene Infektionskrankheiten,** wie zum Beispiel die Tuberkulose im Endstadium. Hier können lediglich die Schmerzen und die quälende Atemnot gelindert werden. Vor allem die einseitig auftretende Lungentuberkulose erwies sich häufig als störfeldbedingt!
6. **Narbig verheilte Endzustände,** wie der Parkinsonismus (Schüttellähmung nach Gehirnentzündung) Muskelschwund nach Jahre zurückliegender Kinderlähmung, fortgeschrittene Schrumpfniere und Schrumpfleber. – Die Multiple Sklerose spricht nur in seltenen Fällen auf die Behandlung an. Das gilt auch für Querschnittslähmungen. – Halbseitenlähmungen

Was heilt die Neuraltherapie nicht?

nach Schlaganfällen (Apoplexien und Hirnembolien) lassen sich in der geistigen und körperlichen Beweglichkeit oft bessern, wenn sie nicht zu spät, also erst nach vielen Jahren, neuraltherapeutisch behandelt werden. Zugleich ist das eine wirksame Prophylaxe gegen erneute Schlaganfälle. Bei der Behandlung gilt: Was tot ist, kann nicht wiedererweckt werden, aber noch regenerierungsfähige, geschädigte Zellen können gerettet werden, wenn wir die Durchblutung verbessern.

In Zweifelsfällen entscheidet die Erfahrung des neuraltherapeutisch geübten Arztes, der auch die Technik der schwierigen Injektionen beherrscht!

7. Die Krebserkrankungen. Der Krebs ist nicht allein mit Procain heilbar. Aber wir sind der Ansicht, daß diese Krankheit nur bei entsprechender Disposition als Folge der Kapitulation überlasteter Regelfunktionen auftreten kann. Wenn der Energie-Stoffwechsel durch Störfelder behindert ist, leidet die davon abhängige Zellatmung. In der Zelle beginnt in manchen Fällen die Gärung und damit die Krebsbildung. Die Krebszelle ist dann von dem vegetativen Stromnetz und der Ganzheitskontrolle abgekoppelt und beginnt gegen alle biologische Gesetzmäßigkeit zu wuchern und sich unter Zerstörung der Nachbarzellen auszubreiten. Die erste Aufgabe muß dann doch sein, die vegetative Überwachung und Steuerung wiederherzustellen, damit die Zellen wieder normal innerviert und mit dem nötigen Sauerstoff und anderen Bausteinen versorgt werden können. Das wichtigste ist also erst einmal, die krebsbegünstigenden Schadreize vor allem in den vegetativen Blockaden zu beseitigen, indem wir alle Störfelder ausschalten. So mobilisieren wir am besten die vorher darniederliegenden Selbstheilungskräfte. Alle anderen Maßnahmen (Operation, Bestrahlung, Diät, Entgiftung, Desensibilisierung, Chemotherapie, immunbiologische Verfahren usw.) sind doch nur sinnvoll, wenn vorher erst einmal die körper-

Vegetative Blockaden zu beseitigen, mobilisiert die Selbstheilungskräfte.

eigene Abwehr im vegetativen Grundsystem reaktiviert wird. Procain heilt nicht den Krebs, aber der Weg zu seiner Heilung geht für uns ohne Zweifel erst einmal über die Neuraltherapie nach Huneke.
8. **Biologische Einflüsse,** wie Klima, geopathische Einflüsse, auf die der Patient mit Krankheiten reagiert.
9. **Parasitäre Erkrankungen,** wie Würmer und deren Larven, Amöben, Lamblien, Trichomonaden und auf Menschen übertragbare Tierseuchen, wie Papageienkrankheit, Toxoplasmose.

Was muß der Arzt vor Beginn der Behandlung mit Procain oder Lidocain wissen?

Die Vorgeschichte des Kranken und die Genauigkeit seiner Angaben über durchgemachte Krankheiten, Verletzungen und Operationen kann für seine Heilung von **ausschlaggebender Bedeutung** sein. Es empfiehlt sich also, in Ruhe darüber nachzudenken und sich kurze Notizen zu machen. Dabei sind alle Krankheiten, Narben usw. in zeitlicher Reihenfolge von der Geburt an aufzuschreiben. Den Beginn der jetzt im Vordergrund stehenden Krankheit zeitlich mit einreihen. Ist sie im Anschluß an eine andere Krankheit, einen Unfall, eine Operation usw. aufgetreten?

Besonders zu beachten sind dabei:

1. **Mandeln:** Diphtherie, Scharlach, gehäufte Mandelentzündungen, Mandelabszesse. Wurden die Mandeln einmal „gekappt" oder ausgeschält? Haben Sie eine vergrößerte Rachenmandel? Üblen Mundgeruch? Fremdkörpergefühl im Hals. Auch der Facharzt kann den Mandeln äußerlich nicht ansehen, ob sie als Störfeld wirken oder nicht.
2. **Zähne:** Kranke Zähne stellen nach den Mandeln die häufigsten Störfelder! Nicht nur der beherdete Zahn, auch jeder wurzeltote oder verlagerte Zahn kann Störfeld sein, auch wenn er gar nicht wehtut! Wurde ein Herd an den Zahnwurzeln durch Operation entfernt (Wurzelresektion)? Welcher Zahn schmerzt gelegentlich? Haben Sie eitrige Zahntaschen? Wurde ein verlagerter Weisheitszahn festgestellt? Wenn Röntgenaufnahmen der Zähne vorhanden sind, empfiehlt es sich, diese mitzubringen.
3. **Narben:** Auch die kleinste Narbe kann wichtig sein! Wann wurden Sie operiert? Wurden Sie verwundet? Hat eine Wunde lange geeitert? Haben Verletzungen lange geschmerzt?

Auch die kleinste Narbe kann wichtig sein.

Gab es nach einer Injektion eine entzündliche Schwellung oder einen Spritzenabszeß? Entzündet sich eine Narbe manchmal oder juckt sie gelegentlich? Vor allem Kopfnarben sind wichtig! Narben nach Knochenbrüchen, Furunkeln oder Karbunkeln nicht vergessen! Schmerzende Hühneraugen, Schönheitsoperationen. Betrachten Sie sich genau, Sie werden schon Narben finden!

4. **Gehirn:** Gehirnerschütterung, Kopfgrippe (Enzephalitis), Hirnhautentzündung (Meningitis)? Waren Sie eine Zangenentbindung?

5. **Ohr:** Haben die Ohren schon einmal gelaufen? Leiden Sie an einer chronischen Mittelohrvereiterung? Wurde das Trommelfell durchstoßen? Das Ohr operiert? Hatten Sie Mumps (Ziegenpeter)?

6. **Nasen-Nebenhöhlen:** Kieferhöhleneiterung? Wurden vom Facharzt Spülungen gemacht? Haben Sie einen chronischen eitrigen Schnupfen, vorwiegend einseitig? Kopfschmerzen über einem Auge? Wurde eine Nasenscheidewandverbiegung operiert? Nasenpolypen?

7. **Brustorgane:** Frühere Lungenentzündungen oder (trockene oder feuchte) Rippenfellentzündungen, Lungentuberkulose, -operationen, -verletzungen oder -embolien? Herzinnenhaut- oder Herzmuskelentzündungen, Herzinfarkt? Brustoperationen?

8. **Leiborgane:** Hatten Sie einmal eine Gelbsucht? Oder eine Gallenblasenentzündung, ein Magengeschwür, die Ruhr oder Cholera, Typhus bzw. eine andere Krankheit im Bauchbereich? „Muckert" der Blinddarm manchmal? Hatten Sie als Säugling einen lebensbedrohlichen Brechdurchfall oder eine Nabelentzündung? Lebensmittel- oder andere Vergiftungen? Nierenerkrankungen? Chronischer Durchfall? Chronische Verstopfung?

9. **Unterleib:**
   a) **Frauen:** Hatten Sie einen Tripper oder Unterleibsentzündungen, viel Ausfluß, Fehlgeburten (mit oder ohne

Was muß der Arzt vor Beginn der Behandlung mit Procain oder Lidocain wissen?

Fieber), Ausschabungen (warum), wieviele Entbindungen? Zangengeburten, Steißlagen, schwere Entbindungen (mit Dammriß oder Dammschnitt) Operationen, auch von der Scheide aus?

b) **Männer:** Waren sie geschlechtskrank? Müssen Sie nachts regelmäßig aufstehen, um Wasser zu lassen? Haben Sie Beschwerden von seiten der Vorsteherdrüse? Hatten Sie Hoden-, oder Nebenhoden- oder Vorhauterkrankungen?

10. **Knochen:** Hatten Sie Knochenbrüche, Schußbrüche, schmerzhafte Steißbeinprellungen, Knochenhautentzündungen oder Knochenmarkeiterung (Osteomyelitis)? Wurden bei Rippenfellentzündung Rippen gekürzt? Wurde am Knochen operiert, zum Beispiel ein Finger oder Zehenglied amputiert? Hatten Sie die Scheuermannsche Krankheit, einen Tennisellenbogen oder dergleichen?

11. **Thrombosen:** Litten Sie je an Krampfaderentzündungen oder offenen Füßen? Wo war der Entzündungsknoten? – Hat sich nach einer Injektion in der Tiefe des Gewebes ein Knoten gebildet?

12. **Fremdkörper:** Granatsplitter, abgebrochene Nadeln, Glas, Sandkörner, Knochennagelungen oder dergleichen? Wurden vom Zahnarzt verschiedene Metalle im Mund verarbeitet? Tragen Sie einen Herzschrittmacher?

13. **Noch wichtig:** Der Arzt muß noch wissen:

a) Stehen Sie zur Zeit unter der Einwirkung von Marcumar, Sintrom oder anderen Mitteln, die nach einer Thrombose oder Embolie bzw. einem Herzinfarkt verordnet werden, um die Gerinnungsfähigkeit des Blutes herabzusetzen? Wie war der letzte Quicktest? Sehr niedrige Quicktest-Werte verbieten einige Injektionen in die Tiefe, eventuell wird der Arzt dann das Gegenmittel Vitamin K vorbeugend anwenden müssen. Er muß jedenfalls von Ihnen darauf aufmerksam gemacht werden, wenn Sie derartige Mittel einnehmen.

Was muß der Arzt vor Beginn der Behandlung mit Procain oder Lidocain wissen?

b) Haben Sie im letzten Halbjahr Cortison oder cortisonhaltige Medikamente eingenommen oder gespritzt bekommen? Oder Phenylbutazon, Irgapyrin, Weckamine und andere sogenannte Psychopharmaka genommen? Auch die regelmäßige Einnahme von Beruhigungs- und Schlafmitteln sollte angegeben werden. Das Procain verträgt sich zwar mit allen Mitteln, nur hemmen sie bei längerem Gebrauch die Selbstheilungskräfte des Körpers, die die Neuraltherapie ja gerade anregen und entblockieren will!

Cortison, Beruhigungs- und Schlafmittel hemmen die Selbstheilungskräfte des Körpers.

c) Bekamen Sie schon einmal Radiumeinlagen oder Röntgen-Tiefenbestrahlung?

Der Neuraltherapeut wird nun nach der Vorgeschichte des Patienten seinen Behandlungsplan aufstellen:

A) Entweder wendet er die **Segmenttherapie** an und versucht, das Leiden durch Injektionen in die Haut über schmerzhaften Bezirken oder tiefer in die bindegewebige Entzündungen und Verhärtungen (Gelosen) oder in die erkrankte Muskulatur anzugehen. Oder er spritzt sein vegetativ normalisierendes Neuraltherapeutikum in und an zuführende Gefäße und Nerven, an Nervenaustrittspunkte, Sehnenansätze, Knochenhaut, an und in Gelenke, an das Brust- oder Bauchfell, den Grenzstrang des Sympathikus (den „Lebensnerven") und seine Ganglien oder an andere Punkte, die er aus eigener Erfahrung kennt. Oder die er aus dem Schatz der Erfahrungsheilkunde übernommen hat (Akupunktur, Massageverfahren, Headsche Zonen, Chirotherapie usw.) oder auf die ihn der Patient hinführt. Dazu benötigt er ein Spezialwissen, gute anatomische Kenntnisse, Fingerspitzengefühl im wörtlichen wie im übertragenen Sinne, ärztliche Verantwortung und ganzheitliche Einstellung und eine Technik, die gelernt und gekonnt sein muß. – Wenn alle Bemühungen im Segment, also der zugehörigen Umgebung der Erkrankung nicht zu einer Arzt und Patient befriedigenden Besserung führt, muß nach einem Störfeld gesucht werden.

Wenn Bemühungen im Segment nicht zu einer Besserung führen, muß nach einem Störfeld gesucht werden.

Was muß der Arzt vor Beginn der Behandlung mit Procain oder Lidocain wissen?

B) Der Arzt wird die in Frage kommenden **möglichen Störfelder** in der Reihenfolge der Wahrscheinlichkeit mit gezielten Procain- oder (Lidocain-)Injektionen testen. Er fragt sie mit anderen Worten, ob sie das gesuchte **aktive Störfeld** für die im Mittelpunkt stehende Krankheit sind, das die Selbstheilungskräfte und Regulationsmechanismen des Körpers blockiert und so nicht zum Zuge kommen läßt. Findet er es an den Mandeln, nervtoten oder kranken Zähnen, an Haut-, Nerven- oder Knochennarben, an Restzuständen nicht völlig abgeklungener Entzündungen der Leber, Gallenblase, des Magens, der Gebärmutter und der Eierstöcke, Prostata, Nasennebenhöhlen, Ohren usw., löst er das beglückende **Huneke-Phänomen** aus. Mit notfalls einigen Nachinjektionen bei wiederauftretenden Beschwerden heilt er damit oft schwerste Leiden, die schon Jahrzehnte bestanden haben können, bei denen bisher alle ärztlichen Bemühungen selbst technisch vollendete Operationen versagt hatten.

Neuraltherapeutische Injektionen können mehr aussagen als eine kostspielige apparative Diagnostik.

Jede neuraltherapeutische Injektion stellt also eine echte ärztliche Untersuchung dar, die aufzuklären versucht, ob bei der Krankheit eine störfeldbedingte Fernstörung oder örtlich begrenzte Segmentregulationsstörungen vorliegen. Auch die Injektion, die keine positive Auswirkung auf die Krankheit zeigt, gibt dem Arzt eine ausschließende Aufklärung. Er wird weitersuchen, bis er die ursächlichen Zusammenhänge möglichst gelöst hat. Was die Krankheitsursache anbelangt, können diese untersuchenden Injektionen oft mehr aussagen als viele Röntgenbilder, Laborwerte und eine kostspielige apparative Diagnostik, auf die wir als wertvolle Hilfsmittel nicht verzichten, die aber letzten Endes meist doch nur Abweichungen aufzeigen, die ja sekundär, also erst als Folge der Störfeldwirkung entstanden sind.

Huneke-Phänomen-Heilungen

Die kurze Schilderung einiger Krankengeschichten aus der Praxis soll zeigen, wie wichtig die Vorgeschichte für das Auffinden von Störfeldern sein kann.

Fall 1: Tierarzt Dr. H. S.: Der 31jährige Patient war 2 Jahre lang schlaff an beiden Beinen gelähmt, so daß er seinen Beruf als praktischer Tierarzt nicht mehr ausüben konnte. Ein Krankenhaus und zwei namhafte Universitätskliniken hatten sich mit einer Vielzahl von Medikamenten und Methoden um ihn bemüht. Dann hatte man ihn als unheilbar entlassen. Seine Vorgeschichte ergab: Viele Mandelentzündungen, 20 Granatsplitternarben und die Angabe, daß die ersten Lähmungserscheinungen 8 Tage nach einem Stich mit einer infizierten Punktionsnadel in eine Fingerbeere aufgetreten seien. Das Obergutachten eines Professors hatte entschieden, daß diese alltägliche Verletzung nicht die Ursache der Lähmungen sein könne. Die Anerkennung als Berufskrankheit war daraufhin abgelehnt worden.

Eine Testspritze an die chronisch entzündeten Mandeln ergab keine Reaktion. Aber wenige Tropfen Procain in die betreffende Fingerbeere, der äußerlich nichts Krankhaftes anzusehen war, ließ die Lähmung innerhalb weniger Minuten vor unseren Augen restlos und mit Dauerwirkung verschwinden. Hätte er den Kanülenstich nicht erwähnt, wäre er sicher bis an sein Lebensende an den Rollstuhl gefesselt geblieben! Dr. S. arbeitet jetzt seit 14 Jahren ohne Rückfall in seinem Beruf. Natürlich wendet er jetzt auch Procain bei Tieren an. Er erzielte einwandfreie Huneke-Phänomene und widerlegte damit einen häufigen Einwand unserer Gegner, wir heilten lediglich über die Suggestion, trieben also eine Art Hypnose. Beim Tier gibt es aber keine eingebildeten und seelisch bedingten Krankheiten. Also beweist er, daß das Heilgeschehen beim Huneke-Phänomen nicht an seelische, sondern organische Vorgänge gebunden ist.

Ein besonders glücklicher, einmaliger Fall, der als „hereditäre paroxysmale Lähmungen (Goldflam)" diagnostiziert war und dann als Erbkrankheit gar nicht für die Neuraltherapie geeignet gewesen wäre. Es handelte sich also nicht um eine Erbkrankheit, sondern um eine Störfeldkrankheit, die unter dem Erscheinungsbild einer Erbkrankheit verlief. Diese Heilung zeigt, daß ein Versuch mit dieser unschädlichen Methode auch bei einer ausgefallenen Krankheit einmal erfolgreich sein kann. Seine Schilderung soll aber keinesfalls unberechtigte Hoffnungen wecken, die der Arzt dann nicht erfüllen kann.

Fall 2: Bäuerin F. K.: Seit 13 Jahren heftige Beschwerden im Oberbauch, die als „Neurose", also „nervöses Magenleiden" gedeutet werden, weil eine ganze Reihe von Krankenhausuntersuchungen mit vielen Röntgenaufnahmen nie einen krankhaften Befund ergeben hatten. Laufende Behandlung bei vielen Ärzten und Heilpraktikern, mehrere Kuren.

12 Procain-Behandlungen im Schmerzbereich und Testinjektionen an alle nach der Vorgeschichte verdächtigen Stellen können die Schmerzen und das Druckgefühl in der Magengrube nicht beseitigen. Die Frage nach einer früher durchgemachten Unterleibserkrankung war mehrmals energisch verneint worden. Nur, um nichts auszulassen, gab ich ihr in meiner Verzweiflung doch eine Injektion in den Gebärmutterraum. Sie löste sofort ein beglückendes Huneke-Phänomen aus. Alle Beschwerden waren wie fortgeblasen. Sie wollte es nach den vielen Enttäuschungen in den langen Leidensjahren gar nicht fassen. – Da mußte doch also irgend etwas im Unterleib nicht stimmen? Jetzt erst erinnerte sich die Frau, daß sie vor 25 Jahren 1 Tag lang im kalten Hochwasser stehend die Heuernte bergen half und daß danach die Periode erst $1/2$ Jahr ausblieb und dann sehr schmerzhaft wiederkam. Diese Erkältung in jungen Jahren hatte einen chronischen Reizzustand im Unterleib hinterlassen, der erst 12 Jahre später ein hartnäckiges „funktionelles" Magenleiden auslöste. Erst nach 13 qualvollen Jahren

konnte es durch Beseitigen des Störfeldes geheilt werden. Die Frau nahm überraschend schnell an Gewicht zu. Es geht ihr seit der Behandlung gut.

> Die Fälle 3 bis 7 zeigen, daß gleichnamige Krankheiten ganz verschiedene Ursachen haben können und somit ganz verschieden behandelt werden müssen.

Fall 3: Hausfrau E. O.: Kommt im schweren Asthmaanfall zur Behandlung. Auf die Frage, wie lange sie schon krank sei, keucht sie mühsam hervor: „Vor 9 Jahren zum ersten Mal im Wochenbett gekriegt!" – 2 Procain-Behandlungen des Unterleibs lassen außer dem Asthma noch verschwinden: Chronische Kopfschmerzen, chronische Verstopfung, Periodenschmerzen, Schlaflosigkeit, Unverträglichkeit von Rohkost, Überempfindlichkeit der Augen gegen grelles Licht und eine hochgradige Nervosität. All das war störfeldbedingt vom Unterleib aus gewesen! Sie ist nach ihren eigenen Worten „ein völlig anderer Mensch geworden". Störfeld für dieses Asthma: Der gynäkologische Raum.

Fall 4: Bäckermeister R. Th.: Bekam nach der Heimkehr aus der Kriegsgefangenschaft ein so schweres Bronchialasthma mit einer Überempfindlichkeit (Allergie) gegen Roggenmehlstaub, daß er daran war, seinen Beruf aufzugeben. Nach einigen vergeblichen Testinjektionen wird etwas Procain an einem empfindlichen Nervenknoten gespritzt, der nach einer Kriegsverletzung an der Hand zurückgeblieben war. Das Asthma ist nach einer Nachbehandlung innerhalb von 20 Jahren nicht wieder aufgetreten.

Fall 5: Die 26 Jahre alte Laborantin R. E. litt seit Kindheit an allergischem Heuschnupfen und Ekzemen und seit einem Jahr an Asthma. Die Segmenttherapie und die Testung aller vermuteten Störfeldmöglichkeiten verliefen negativ. Bei nochmaligem gründlichen Befragen erinnerte sie sich an einen Sturz als Kind auf eine Betonstufe, die eine Delle in der Gesäßmuskulatur hinterlassen hatte. Später war sie beim Skilaufen mehrmals auf diese Stelle gestürzt, was Blutergüsse und eine fühlbare Verdickung hinterlassen hatte. Bei Wetterwechsel verspürte sie an diesem Knoten „so ein bißchen Rheuma". Drei Procain-Injektionen dorthin ließen das Asthma mit Dauerwirkung verschwinden. – Störfeld für dieses Asthma: Ein alter Bluterguß.

Fall 6: Die erst 6 Monate alte U. Sch. erkrankte an einem Bronchialasthma. Es „brodelte und kochte" in der Brust, und das arme Kind litt ständig unter Husten und Atemnot. Ein Jahr bestand diese quälende Situation, als es zu mir gebracht wurde. Hier genügte eine Injektion an die Gaumen- und Rachenmandeln, um Ute in ein gesundes Kind zurückzuverwandeln. Was wäre aus ihr geworden, wenn die Störfeldausschaltung nicht geglückt wäre? – Hier lag die Ursache des Asthmas an den Mandeln.

Fall 7: Schuhmachermeister F. S. aus Rostock. Er war vor 5 Jahren wegen einer bösartigen Geschwulst am Kehlkopf operiert worden. Im Anschluß daran stellte sich ein so starkes Asthma ein, daß er sein Geschäft aufgeben mußte. Die Behandlung bei einer Reihe namhafter Spezialisten blieb ergebnislos. Man fahndete vor allem ergebnislos nach Tochtergeschwülsten in den Bronchien und Lungen. Die Procainbehandlung im Segment (Operationsnarbe, Quaddeln über Brust und Rücken, intravenöse und selbst Injektionen an den Halssympathikus) änderte nichts, der quälende Reizhusten hielt Tag und Nacht an. Endlich entdeckte der zugezogene Zahnarzt beim Röntgen eine Zyste im Oberkiefer. Der Huneke-Test dorthin brachte einen für alle Beteiligten kaum faßbaren 100prozentigen Erfolg. Nach der Zystenoperation Dauererfolg und Wiedereröffnung des Geschäftes. Die Zahnzyste hatte das vegetative Grundsystem laufend in seiner Regulation so gestört, daß wahrscheinlich dadurch auch der Krebs störfeldbegünstigt entstehen konnte. Die Operation war der „Zweitschlag", der dann die Regulation am schwachen Organ Lunge bis zur Ausbildung des Asthmas entgleisen ließ. – In diesem Fall war die Ursache für das Asthma eine Zahnkrankheit.

Die **Beispiele 3 bis 7** schildern Asthma-Heilungen. Sie demonstrieren uns, *daß fünf Krankheiten mit derselben Diagnose jedesmal von einem anderen Störfeld ausgelöst wurden und daß die Wege zu ihrer Heilung voneinander abwichen.* Einmal war es der Unterleib nach einer Geburt, ein andermal ein Amputationsstumpf, dann eine bindegewebige Verdickung nach einem Bluterguß, die Mandeln und schließlich eine Zahnerkrankung. Es hätte ebensogut auch jede andere Stelle sein können! *Jedem biologisch Denkenden wird nun auch klar, warum bei dieser Sachlage alle örtlichen Behandlungen am erkrankten Organ* (hier der Lunge) *zum Scheitern verurteilt sein müssen.* Sie können das Leiden nicht heilen, sondern bestenfalls nur lindern! *Bei anderer Disposition und Konstitution hätten die gleichen Störfelder ganz andere Krankheiten hervorgerufen,* so daß wir dann statt des Asthmas andere Diagnosen hätten finden können wie zum Beispiel Gelenkrheuma, Magengeschwür, Migräne, Ekzem, grüner Star, „vegetative Dystonie", Spondylosis, Bandscheibenschaden oder irgendeine andere organische oder funktionelle Krankheit.

Ein meist völlig erscheinungsfreies und gar nicht schmerzendes Störfeld kann also die vegetativen Regulationen und damit die Selbstheilungskräfte des Körpers so stören oder blockieren, daß die Gesundheit unterhöhlt und gefährdet ist. Kommen noch Belastungen dazu – bei Föhnkranken und Wetterfühligen kann das schon jeder Wetterumschlag sein – können am ererbt oder erworben schwachen Organ oder Regelkreisen die verschiedenartigsten Beschwerden und Krankheiten entstehen. Die Krankheit tritt immer nur dort und in der Form auf, wo und wie es das Vegetativum zuläßt. Sie sind nur heilbar, wenn das

Die Krankheit tritt immer nur in der Form auf, wie es das Vegetativum zuläßt.

verursachende Störfeld gefunden und ausgeschaltet wird und damit die vorher blockierten Selbstheilungskräfte wieder zum Zuge kommen.

Darum ist die Neuraltherapie auch nicht schablonenhaft anwendbar. Sie verlangt vom Arzt ein Eingehen auf den Patienten und seine Vorgeschichte und ein gewissenhaftes, streng individuelles Vorgehen und vom aufgeklärten Patienten ein Mitdenken und Mitarbeiten, wie keine andere Methode. Ein Tresorschloß geht auch nur auf, wenn man die richtige Zahlenkombination einstellt. Genauso kann das Geheimnis der Krankheit und ihrer Entstehung oft erst gelüftet werden, wenn der Arzt im Zusammenarbeiten mit dem Patienten den oder die richtigen störenden Ansatzpunkte findet und ausschaltet.

Professor Heilmeyer sagte 1963 auf dem Deutschen Internistenkongreß einen erschütternden Satz: „Dank der Errungenschaften unserer modernen Medizin sind wir heute in der glücklichen Lage, etwa die Hälfte aller Krankheiten diagnostizieren und davon die Hälfte heilen zu können." Gute Neuraltherapeuten sind meist Ärzte aus Berufung und sehr unglücklich darüber, daß sie mit den Methoden der organgebundenen Schulmedizin nur 25 Prozent aller Krankheiten heilen können. Darum haben sie sich einer Methode verschrieben, bei der es wichtiger erscheint, die **Ursache** weiterer Krankheiten zu ergründen und sie auszuschalten, statt nur deren Auswirkungen zu objektivieren und ihr einen wohlklingenden lateinischen Namen zu geben, um damit nur allzuoft mit der Schulweisheit am Ende zu sein. – Eine große deutsche Illustrierte veröffentlichte eine auf dem Kongreß der Medizinischen Gesellschaft für Neuraltherapie nach Huneke 1970 vorgetragene Leidensgeschichte eines Mannes, der an einer sehr schmerzhaften Trigeminusneuralgie (Gesichtsreißen) litt und der schon mehrmals vergeblich operiert worden war, bis ihn ein Neuraltherapeut mit einigen Procain-Injektionen ins verursachende Störfeld (die

Huneke-Phänomen-Heilungen

Narbe einer alten Magenoperation) von seinen Qualen befreite. Darauf meldeten sich viele Kranke, die an derselben hartnäckigen Krankheit litten, bei der Redaktion der Illustrierten, die ihnen Adressen von Neuraltherapeuten vermittelte. Die Sammelstatistik von 25 Ärzten über 639 neuraltherapeutisch mit Procain behandelte Fälle (darunter 121 vergeblich Voroperierte) ergab folgendes Ergebnis:

> 34 % Heilungen,
> 37 % wesentliche Besserungen,
> 14 % Besserungen und nur
> 15 % Versager!

Bei 267 Fällen, das sind 42%, erwies sich ein Störfeld als Ursache der Krankheit oder als komplizierend mitbeteiligt. Bei den vergeblich Operierten war eine hundertprozentige Heilung auch nach Ausschalten des Störfeldes oft nicht mehr zu erzielen. Die Ergebnisse waren bei dieser Gruppe nicht so günstig, wie bei den Nichtoperierten. Das untermauert unsere Forderung, vor eingreifenden Operationen einen Versuch mit unserem „unblutigen Messer", einer gekonnten neuraltherapeutischen Behandlung, zu machen.

Fall 8: Angestellter W. U.: Jahrelang Gallenkoliken. Läuft von Arzt zu Arzt. Bricht die Behandlung mit Procain ab, weil sie nicht gleich zum Erfolg führt, und läßt sich auf fachärztlichen Rat hin operieren. Die Gallenblase wird entfernt, entzündliche Verwachsungen in ihrer Umgebung werden beseitigt. Kurz nach der Operation neue Koliken. Er bittet um erneute Behandlung. Bei der weiteren Testung wird in eine linsengroße Narbe am Schienbein gespritzt, die von einem abgeheilten Geschwür zurückgeblieben ist: Huneke-Phänomen! Seit 18 Jahren keine Beschwerden von seiten der Leber und Gallenblase mehr. Er kann auch schwerste Speisen wieder essen, braucht keine Medikamente mehr und ist voll arbeitsfähig.

Fall 9: Ehefrau E. W.: Seit 12 Jahren Gelenkrheuma, das trotz Krankenhausbehandlungen, Rheumakuren, Spritzen, Einreibungen, Bestrahlungen und Massagen immer mehr zunimmt. Vorgeschichte: Als Kind Diphtherie, einmal Mandelabszeß, danach Mandeln entfernt. Nach einer Injektion in die Mandelnarben und einer Wiederholung seit über 20 Jahren Schmerzfreiheit und Wohlbefinden, wie es vorher unbekannt war. Alle vorher teilversteiften Gelenke sind wieder voll beweglich geworden.

Fall 10: Gastwirtin L. K.: Jahrelang Knierheuma, plötzlich Kniegelenkentzündung. Das Knie ist so unförmig und schmerzhaft angeschwollen, daß sie nicht mehr die Treppe zu ihrem Schlafzimmer steigen kann. – Manchmal tut ihr ein Zahn etwas weh, der die Klammer einer wackelnden Prothese trägt. Eine Injektion an diesen überbeanspruchten, sonst gesunden Zahn ergibt sofort Schmerzfreiheit im Knie, sie kann gleich wieder Treppen steigen. Das Knie ist nach 2 Tagen ohne Schonung wieder völlig abgeschwollen. In den nächsten 3 Jahren wird der Zahn bei wiederauftretenden Kniebeschwerden viermal nachbehandelt. Er kann aber als Brückenpfeiler für den Zahnersatz erhalten werden.

Das klingt alles etwas phantastisch, aber ich könnte Hunderte solcher Heilungen aufzählen und verbürge mich für sie. – Dr. M. in Rotterdam spritzte einem Augenkranken, der wegen einer Entzündung im Innern des Auges (Iridozyklitis) seiner völligen Erblindung entgegensah, Procain in die Narbe einer vor Jahren erfolgten Mittelohroperation. Nach wenigen Stunden hatte er seine volle Sehschärfe wieder. Er konnte aus der Blinden-Lehranstalt entlassen werden und 4 Wochen später wieder seinen alten Beruf als Chauffeur aufnehmen. Der holländische Arzt war einige Jahre vorher selbst von Dr. Huneke durch eine Spritze an die Mandelnarben von einem chronischen, nässenden Ekzem, das den ganzen Unterleib bedeckte und das ihm viele Jahre seines Lebens zur Hölle gemacht hatte, befreit worden. –

Dr. K. aus Los Angeles berichtete, daß er eine fast taube Frau wegen Gallenbeschwerden am Oberbauch mit Procain behandelte. Nach der Behandlung waren die Schmerzen fort. Aber außerdem stellte sie überrascht fest, daß der Arzt auf einmal so laut schrie. Sie hörte wieder normal und konnte seit vielen Jahren erstmals wieder die Uhr ticken hören. – Dr. Sch. in K. spritzte einer 70jährigen Invalidin, die seit 45 Jahren, also seit ihrem 25. Lebensjahr, an einem chronischen, fortschreitenden Gelenkrheuma zahlreicher Gelenke litt und die in ihrem langen Leben vergeblich alles unternommen hatte, Procain an die Mandeln. Sie war in der Sekunde schmerzfrei. Nach 4 Wochen erfolgte eine Nachbehandlung. Die Frau ist heute, nach mehreren Jahren, noch ohne Schmerzen. Von Invalidität kann keine Rede mehr sein. Sie macht wieder allein ihren Haushalt und hilft sogar ihrem Alter angemessen in der Landwirtschaft.

Wenn sich das alles auch wie ein Wunder anhört, es sind Tatsachen! Jeder Neuraltherapeut kann von ähnlichen unwahrscheinlich klingenden Heilungen berichten. Die Geschichte der Menschheit zeigt immer wieder: Das Wunder von gestern ist die Wissenschaft von heute, und die Wahrheit von heute – ist der Irrtum von morgen!

Was ist nach der Behandlung zu beachten?

Procain wird im Körper schnell abgebaut, bei Lidocain dauert es länger.

Unmittelbar nach der neuraltherapeutischen Injektionsbehandlung entsteht manchmal für wenige Minuten ein mehr oder weniger stark empfundenes Rausch- oder Schwindelgefühl. Es ist völlig harmlos und vergeht nach wenigen Minuten von allein wieder. Patienten, die selbst nach der Behandlung ihr Auto steuern, sollten aber zur Sicherheit noch eine halbe Stunde im Wartezimmer bleiben und sich durch einen kurzen Spaziergang selbst überprüfen, ob sie wieder voll fahrtüchtig sind, bevor sie sich ans Steuer setzen. Procain wird im Körper schnell innerhalb von 30 Minuten abgebaut, bei Lidocain (Xyloneural) dauert es länger. Wenn der Arzt nichts anderes anordnet, braucht nach der Behandlung keine Bettruhe eingehalten zu werden. Das Impletol enthält Coffein, ebenso wie der Bohnenkaffee. Wer nach Bohnenkaffee Herzklopfen bekommt und schlecht schläft, kann das auch nach der Impletolbehandlung verspüren. Das ist natürlich harmlos und läßt sich durch ein Beruhigungsmittel, zum Beispiel Baldriantropfen, beseitigen. – Normalerweise gibt es keine Nachschmerzen. Bei Injektionen unter die Knochenhaut kann es aber schon einmal zu einer vorübergehenden Verstärkung der Schmerzen kommen, die dann aber mit einfachen Schmerztabletten zu beherrschen sind. Nach Abklingen dieser Reaktion tritt dafür aber gegenüber der Zeit vor der Behandlung eine wesentliche Besserung oder Heilung ein. Gelegentlich hören wir von Patienten, daß ihr Schmerz nach der Behandlung woanders hingewandert sei. Das ist aber ein Trugschluß: Der starke Schmerz hat vorher den schwächeren übertönt. Erst, wenn der stärkere beseitigt ist, kann sich der schwächere bemerkbar machen. Nach der Injektion an die Mandeln können für 1 bis 2 Tage leichte Schluckbeschwerden wie bei einer beginnenden Angina auftreten, die keiner Behandlung bedürfen. – Nach der Injektion in die Prostata (Vorsteherdrüse des Mannes) kann es zu einer harmlosen Nachblutung aus der Harnröhre kommen, auch das Sperma kann blutig verfärbt sein. Das ist alles kein Grund zur Beunruhigung und vergeht von selbst wieder. Ein kleiner Aderlaß aus chronisch gestauten Blutgefäßen kann nie schaden. Dasselbe gilt für einen sich eventuell nach der Behandlung bildenden Bluterguß, eine „Eigenblutinjektion" kann nur zusätzliche Heilwirkungen entfalten. In den äußerst seltenen Fällen einer Procain-Unverträglichkeit kann nach der Behandlung ein juckender allergischer Hautausschlag auftreten. Das muß dem Arzt vor der nächsten Behandlung gemeldet werden. Er kann dann mit gleichen Erfolgsaussichten Xylocain, Scandicain oder ein anderes örtliches Betäubungsmittel verwenden, gegen die der Patient nicht allergisch ist. Das kann vom Arzt ausgetestet werden. Wenn, – was enorm selten einmal eintrifft – unvorhersehbare Komplikationen auftreten, sollte man sich telefonisch bei dem behandelnden Arzt Rat holen.

Gelegentlich wirkt die Procainbehandlung als Provokation auf das gesamte vegetative System. Dann können an gar nicht behandelten Körperstellen neue Schmerzen auftreten oder sich bereits vorhandene am ersten oder zweiten Tag nach der Behandlung verstärken. Dabei melden sich oft alte Störfelder, die sich bisher stumm verhalten haben! Derartige Reaktionen können für den behandelnden Arzt ganz wesentliche Hinweise für eine weitere erfolgreiche Behandlung geben. Darum sollte der Patient darauf achten, sich Notizen machen und solche Beobachtungen dem Arzt vor der nächsten Behandlung unbedingt mitteilen. Ein praktisches Beispiel möge das deutlich machen:

Gelegentlich wirkt die Procainbehandlung als Provokation auf alte Störfelder.

Fall 11: Schneidermeister J. K.: Seit 10 Jahren lief er hartnäckig von Arzt zu Arzt und klagte über starke, anfallsweise im rechten Oberbauch auftretende Schmerzen, die – und jetzt kommt das für jeden Arzt Ungewöhnliche wörtlich – „bis ins Gesicht ausstrahlten und dort ein unerträgliches Gefühl auslösten, als zöge jemand mein Zahnfleisch im Oberkiefer nach oben und ziehe gleichzeitig die Zähne auseinander und presse sie dabei nach vorn." Da diese Angaben nicht in das Bild irgendeiner der bekannten Krankheiten paßten, glaubte man ihm nicht und hielt sein Leiden für Einbildung. Die Oberbauchbeschwerden waren ein Jahr nach einer Gallenoperation aufgetreten und wurden als „Postcholezystektomiesyndrom und Hepatopathie" diagnostiziert, die Kieferbeschwerden als „atypische Trigeminusneuralgie" – aber geholfen wurde ihm damit nicht.

Seine Angabe, nach einer Mandeloperation seien die Oberbauchbeschwerden schlagartig drei Monate gut gewesen, veranlaßten mich, Procain in die Mandelnarben zu spritzen. Danach waren nur die Oberbauchbeschwerden im Sinne eines Huneke-Phänomens 24 Stunden 100prozentig verschwunden, um dann angeblich verstärkt wieder aufzutreten. Wir hören gelegentlich, daß der alte Schmerz nach Aufhören der neuraltherapeutischen Wirkung (die immer viel länger vorhält, als die örtliche Betäubung) stärker als vorher **empfunden** wird. Das hält den Arzt aber nicht davon ab, die Testinjektion an gleicher Stelle zu wiederholen. Zwei Tage später entzündete sich die gar nicht gespritzte Gallennarbe hochrot und an einer Stelle bildete sich eine Blase, die aufplatzte. Außerdem juckten drei Narben am linken Oberschenkel unter denen noch Granatsplitter steckten. Der Mandelnarben-Test hatte als Provokation gewirkt, der die anderen Narben zum Mitreagieren veranlaßte.

Bei der zweiten Behandlung spritze ich neben den Mandelnarben die Gallennarbe und die Oberschenkelnarben. Auch das hatte wieder eine unerwartete Folge: Der Oberbauch war sofort wieder ruhig, aber am linken Oberschenkel begannen drei Granatsplitter fühlbar zu werden und zu drücken. Wenn der Patient diese Stelle betastete, wurden jedesmal spontan die ominösen Kieferschmerzen ausgelöst. Bei der operativen Entfernung der drei Splitter in örtlicher Betäubung löste die Berührung nur des mittleren Splitters mit der Pinzette einen so starken Krampf im Zahnbereich aus, daß er aufschrie und mich bat, ich solle aufhören. Da hatte ich den Störenfried aber schon gefaßt und plötzlich war die Ursache dafür, daß er sich zehn Jahre lang quälen mußte und als unheilbar galt, wie weggeblasen. Es **kann** also wirklich fast jede Krankheit störfeldbedingt sein und jede Stelle des Körpers kann zu einem krankheitsauslösenden Störfeld werden. In diesem Fall war es ein Granatsplitter, der sich vorher 15 Jahre stumm verhalten hatte, bis er vor 10 Jahren anfing, sich zu einem aktiven Störfeld umzuwandeln. Hier waren also gleichzeitig zwei Störfelder aktiv: Die Mandelnarben störten die Oberbauchorgane Galle und Leber und nur ein Granatsplitter von vielen störte in den Oberkieferbereich hinein und machte Beschwerden, die unglaubwürdig waren, weil sie im Röntgenbild, Blutbild und anderen Untersuchungen keine Abweichungen von der Norm zeigten und auch nicht in eines der bekannten Symptomenbilder unterzubringen waren. Bei der Neuraltherapie soll sich der Patient also nicht allein auf den Arzt verlassen, er muß aktiv mitarbeiten. Je intelligenter er ist, je mehr er sich in die Gedankengänge der Ganzheitstherapie hineinarbeitet, je besser er mitdenkt, sich beobachtet und mit dem Neuraltherapeuten zusammenarbeitet, desto besser sind die Aussichten, daß ihm geholfen werden kann.

Jede Stelle des Körpers kann zu einem krankheitsauslösenden Störfeld werden.

Die Neuraltherapie ist bei richtiger Anwendung völlig ungefährlich und einem jeden zumutbar. Sie verträgt sich mit allen anderen Medikamenten und stört auch laufende Kuren nicht. Die Chirurgie arbeitet seit über 75 Jahren mit wesentlich größeren Mengen Procain (Novocain) und tut das unbedenklich. Procain ist ein seit 1905 bewährtes örtliches Betäubungsmittel, es führt nicht zu Gewöhnung, zu Hautausschlägen und hat auch keine anderen nachteiligen Folgen. Eine Verschlechterung des Leidens ist durch die Behandlung in keinem Falle möglich. – Die Neuraltherapeuten sind in einer **„Internationalen medizinischen Gesellschaft für Neuraltherapie nach Huneke e.V."** zusammengeschlossen. Diese Gesellschaft ist dem **Zentralverband der Ärzte für Naturheilverfahren** angeschlossen, ein Zeichen dafür, daß dieser Dachverband die Huneke-Therapie als **biologische Heilmethode** anerkannt hat.

Die Neuraltherapie ist bei richtiger Anwendung völlig ungefährlich.

Was ist nach der Behandlung zu beachten?

Es sei nochmals wiederholt, daß das Mittel nur an der richtigen Stelle wirkt. An der falschen ist es wirkungslos, schadet aber auch nicht. Die örtliche Betäubung verschwindet bald wieder, an der richtigen Stelle angewendet, hält die Heilwirkung weit über die Betäubungswirkung an. Der ausgebildete Neuraltherapeut kann die Krankheitsursachen mit Hilfe des Patienten und dessen Vorgeschichte und Beobachtungen der Reaktionen mit gezielten Testinjektionen lokalisieren und deren Störungen durch Fehlinformationen unterbrechen, die oft die Krankheiten immer schwerer werden lassen. Die Kontrollfunktionen des Organismus (mit Information und Regulation) können jetzt erst wieder unbehindert arbeiten und die Gesundheit – soweit es noch anatomisch möglich ist – wieder herstellen. Nach einer erfolgversprechenden **Segmentbehandlung** (wenn in die Umgebung der Erkrankung gespritzt wurde) muß eine **wesentliche Besserung** der Beschwerden eintreten. Wenn diese wieder auftreten, muß die Behandlung wiederholt werden. Die Wirkung steigert sich dann bei der Wiederholung, das heißt, die Krankheit tritt immer seltener und schwächer auf, bis sie schließlich ganz erlischt.

Wird beim Testen an verdächtige Stellen schlagartig eine **hundertprozentige Beschwerdefreiheit** erzielt, besteht die Hoffnung, daß ein **Huneke-Phänomen** ausgelöst wurde. Der Arzt verlangt bei der nächsten Behandlung eine klare Auskunft darüber, ob die Beschwerden **unmittelbar nach der** vorigen **Behandlung** hundertprozentig weg waren, ob sie nur gelindert waren oder ob die Behandlung überhaupt nicht angeschlagen hat. Wenn eine Schmerzfreiheit oder -linderung erzielt wurde, will er dann wissen, wie viele Stunden bzw. Tage dieser Erfolg anhielt, weil sich seine Weiterbehandlung danach richtet. Falsche oder ungenaue Angaben gefährden den Erfolg! Bei wiederauftretenden Beschwerden muß die Injektion im eigenen Interesse bald wiederholt werden, damit eine oder einige Wiederholungen zur Heilung führen. Eine klare Vorgeschichte, gute Beobachtung und verständige Mitarbeit des Patienten

Bei wiederauftretenden Beschwerden muß die Injektion wiederholt werden.

können dem Arzt viel helfen! Wenn Schmerzen immer wieder an einer umschriebenen Stelle auftreten, markiert man sie am besten für den Arzt durch Aufkleben eines winzigen Stückchens Heftpflaster.

Geduld und Vertrauen sind auch hier wichtige Voraussetzungen für den Erfolg. Einmal kann der erste Schuß ein Volltreffer sein, ein andermal wird das Ziel erst nach längeren Bemühungen erreicht werden. Leider gibt es immer wieder Fälle, bei denen der ersehnte Erfolg versagt bleibt. Der Patient sollte die Behandlung nicht von sich aus aufgeben, sondern warten, bis sie geholfen hat oder der Arzt die Behandlung beendet. Das Procain ist kein Allheilmittel. Es verlangt entschlossene Patienten, die sich nicht vor einer Reihe von Injektionen fürchten, und Ärzte, die diese Heilkunst beherrschen. Der Leidende wird seine natürliche Abneigung gegen Spritzen schnell verlieren, wenn er erkennt, daß er mit einigen unangenehmen Minuten während der Behandlung bald eine deutliche Besserung bis Heilung seiner Beschwerden erkaufen kann. Darüber hinaus kann der Patient meist bald die bisher eingenommenen Medikamente einsparen oder ganz absetzen, deren regelmäßiger Gebrauch über längere Zeiträume ja auch nicht immer unbedenklich ist! Die Neuraltherapeutika helfen aber nun einmal nur an der für den Betreffenden richtigen Stelle. Die muß bei jedem Einzelnen durch Testinjektionen eingekreist und gesucht werden. Sie kann bei gleichaussehenden Krankheiten an ganz verschiedenen Stellen liegen. Es gibt keine zwei gleichen Krankheiten auf der Erde, genauso wenig, wie es zwei gleiche Menschen gibt!

> *„Medizin ist keine Wissenschaft, sondern eine Kunst, und der richtige Arzt nichts anderes als ein mit Kenntnissen ausgerüsteter Künstler."* Lahmann

Verjüngung durch Procain?

Altern ist Schicksal. Aber das vorzeitige Altwerden, das plötzliche Nachlassen der Vitalität und das Auftreten lästiger Alters- und Abnutzungserkrankungen, ist einer Krankheit gleichzusetzen.

Das alternde Gewebe verändert sich, es verliert an Wasser und wird trockener. Dabei setzen sich Schlacken ab, die die Zellen und Adern verkalken und verkrusten lassen. Je mehr sie das tun, desto mehr verschlechtert sich natürlich auch die Durchblutung und damit die Versorgung mit Sauerstoff und anderen lebenswichtigen Stoffen. Das vermindert die Leistungsfähigkeit der Zellen und Organe. So stellen sich zwangsläufig immer mehr Ausfallserscheinungen ein: Die Haut wird welk, die Augen werden schlechter, das Gehör läßt nach, ebenso das Gedächtnis und die Konzentrationsfähigkeit. Das Herz arbeitet nicht mehr so gut und die Gelenke werden steifer, das Gehen immer beschwerlicher. Auch der Schlaf und der Appetit lassen nach. Verdrießlich hockt der Alte am wärmenden Ofen und sehnt sein Ende und damit das seiner Beschwerden herbei. Was ist da der rüstige Alte beneidenswert, der seine Frische behalten hat, so daß auch das Alter noch lebenswert für ihn ist. Warum einmal ein gesegnetes und ein andermal so ein beschwerliches Alter mit frühzeitigem Verfall?

Die Wissenschaft konnte an Hand von Tierversuchen zeigen, daß die laufende Gabe von kleinsten Mengen Nervengift und ständige Nervenreize von außen im Gewebe zu Umbauvorgängen und Verkalkungen führen, wie wir sie sonst nur vom Altern her kennen. Das moderne Leben überflutet uns doch aber förmlich mit Nervengiften und -reizen aller Art: Atom- und Röntgenstrahlen, Lärm, die durch Auto- und Fabrikgase verpestete Luft, verseuchtes Wasser, mit Chemikalien versetzte Nahrungsmittel, Genußgifte und der raubtierhafte Kampf ums Dasein mit Krieg und Nachkriegselend, Angst, Aufregungen und dem pausenlosen Gehetze. Wenn zusätzlich noch Störfelder im Körper mithelfen, das vegetative Nervensystem dauernd aus dem Gleichgewicht zu bringen, kann das erträgliche Maß leicht überschritten werden. Die Selbstheilungskräfte des Körpers sind dann nicht mehr in der Lage, den Ausbruch einer Krankheit oder das vorzeitige Altern zu verhindern. Also spielt das vegetative Nervensystem beim Altern genau so eine wichtige Rolle, wie bei der Krankheit. Was liegt da näher, als eine Behandlung anzuwenden, die das ständig überreizte Nervensystem entspannt, die inneren Gleichgewichtsstörungen beseitigt und so auch die unnatürlichen Altersveränderungen aufhält oder sogar rückgängig macht?

Eine solche Behandlung haben wir in der Neuraltherapie kennengelernt. Walter Huneke war bei seiner langjährigen Erfahrung mit dem procainhaltigen Impletol zuerst aufgefallen, daß gerade ältere Leute so oft nach der Behandlung spontan feststellten: „Ich fühle mich jetzt direkt 10 bis 20 Jahre jünger!" Im Laufe der Behandlung besserten sich nicht nur ihre Haltung und das Aussehen, auch das Seh- und Hörvermögen und die körperliche und geistige Leistungsfähigkeit nahmen auffallend zu. Sie wurden in jeder Hinsicht beweglicher und fühlten sich jugendlich frisch. Im Jahre 1952 veröffentlichte er diese Beobachtungen in seinem Buch „Impletol-Therapie". Darin schrieb er, „daß in zahlreichen Fällen eine richtige, etwa alle paar Monate wiederholte Impletol-Behandlung deutlich verjüngend und damit lebensverlängernd gewirkt hat".

Man hat diesen für die ganze Menschheit so überaus wichtigen Hinweis damals gar nicht weiter beachtet. Es war vielleicht zuviel Erstaunliches, was in dem Buch alles serviert wurde. Erst jetzt hat man sich wieder daran erinnert, als die Veröffentlichungen der rumänischen Professorin Dr. Aslan über ihre Verjüngungserfolge mit Procain so berechtigtes Aufsehen erregten. Sie haben die Beobachtungen der Brüder Huneke glänzend bestätigt und nun in aller Welt bekanntgemacht. Offenbar mußte die Entdeckung der Verjüngungswirkung eines

Das vegetative Nervensystem spielt beim Altern genau so eine wichtige Rolle, wie bei der Krankheit.

deutschen Medikaments erst im Ausland bestätigt werden, bis die deutsche Wissenschaft sie glaubte und aufgriff. Frau Professor Aslan schreibt die verjüngende Wirkung einem vitaminähnlichen „Stoff H 3" zu, den sie im Procain entdeckt zu haben glaubt. Sie empfiehlt regelmäßige Injektionen größerer Procain-Mengen in die Gesäßmuskulatur oder überschwemmt den Körper durch laufende Gabe procainhaltiger Arzneimittel, um so eine Allgemeinwirkung zu erzielen. Dieser Deutung und ihren Behandlungsvorschlägen können wir Neuraltherapeuten uns allerdings nicht anschließen. Wir bauen auf den mehr als 50jährigen Erfahrungen der Brüder Huneke auf und sind daher nach wie vor davon überzeugt, daß der Ort der Injektion für den Erfolg entscheidend ist, und daß hier kein neues Vitamin wirkt, sondern der uns längst bekannte regulierende Heilreiz, den wir am vegetativen Nervensystem zur Wirkung bringen. Wir wissen, daß wir mit gezielten Injektionen an die Störfelder, in die Blutbahn und unter die Kopfschwarte oder an andere Reaktionspunkte mit weniger Behandlungen und geringeren Mengen Procain weiter kommen, als die rumänische Schule.

Ein Kampf gegen krankhaft vorschnelles Altern und alle Beschwerden des Alters ist demnach nur sinnvoll, wenn eine gekonnte vegetativ entstörende und revitalisierende Procaintherapie angewendet wird. Zusätzlich vom Arzt verordnete Vitamin- und vorsichtig dosierte Hormonpräparate entbinden den Patienten nicht von der Verpflichtung, in jeder Hinsicht natürlich und vernünftig zu leben, ohne den Freuden des Lebens allzu ängstlich aus dem Wege zu gehen. Altwerden schließt nicht aus, Freude am Leben zu haben.

Ärztliche Aufklärungspflicht und rechtliche Grundlagen

Die Aufklärungspflicht des Arztes wurde in einem Teil der Presse hochgespielt und hat damit Patienten verwirrt. Darum sollen hier die rechtlichen Grundlagen besprochen werden:

Der Patient hat freie Arztwahl. Ihm ist damit auch die Wahl zwischen mehreren Methoden freigestellt. In der Bundesrepublik Deutschland räumt der Gesetzgeber dem Arzt „Kurierfreiheit" ein. Die sogenannte Schulmedizin genießt dabei keine Vorzugsstellung vor den von der Wissenschaft abgelehnten Heilverfahren ärztlicher „Außenseiter" oder nichtärztlicher Heilbehandler. Es gibt also keinen Allgemeinvertretungs-Anspruch der Universitätsmedizin. Bei der Neuraltherapie ist die Segmenttherapie wissenschaftlich anerkannt. Das Huneke-Phänomen gilt teilweise noch als umstritten, obwohl es mit mehreren Methoden wissenschaftlich nachgewiesen werden konnte.

Die Segmenttherapie der Neuraltherapie ist wissenschaftlich anerkannt.

Der Arzt darf seine Methode nicht grenzenlos anwenden. Er muß dabei einmal die Grundsätze beachten, die von gewissenhaften Vertretern des von ihm angewandten Verfahrens allgemein anerkannt werden. Wenn die anderen, herkömmlichen Verfahren wesentlich besser und erfolgreicher sind, als seine Methode, darf er an dieser nicht festhalten. Er muß also immer Für und Wider der Methoden sachlich zum Nutzen seines Patienten gegeneinander abwägen. Aber das sollte für einen gewissenhaften Arzt selbstverständlich sein.

Jede Injektion setzt das Einverständnis des Patienten (oder bei Kindern dessen gesetzlichem Vertreter) voraus. Der Patient muß vom Arzt darüber aufgeklärt werden, wenn eine Injektion möglicherweise schädliche Folgen haben kann. Nun hat jede ärztliche Behandlung ein gewisses Risiko. Wenn die Gefahr der Mißerfolge oder unerwünschte Nebenfolgen nach allgemeiner Erfahrung äußerst gering ist, braucht der Arzt nicht darauf hinzuweisen! Seine Aufklärungspflicht geht nur so weit, daß er dem Patienten das eventuelle Risiko „im großen und ganzen" klarmachen muß. Der Kranke kann aber auch darauf verzichten. Es gehört zu seiner Selbstbestimmung, daß er dem Arzt seines Vertrauens freie Hand geben kann! Er kann sich ersparen, alle möglichen Komplikationen zu erfahren, weil ihn das nur beunruhigen und verunsichern kann. Wenn er allerdings über alle Gefahren im Detail aufgeklärt werden will, die über die Aufklärung im großen und ganzen hinausgehen, muß er das dem Arzt unmißverständlich klarmachen.

Bei richtiger Anwendung der Neuraltherapie gehören Komplikationen und Zwischenfälle zu extremen Seltenheiten. Vertrauen sollte immer eine wesentliche Grundlage im Arzt-PatientenVerhältnis sein, das nicht durch übergroße Angst und Mißtrauen getrübt werden sollte.

Die Standardwerke zur Neuraltherapie

Dr. med. Mathias Dosch
Bildatlas der Neuraltherapie mit Lokalanästhetika
Praxis und Technik
Geleitwort von Prim. Univ.-Doz. Dr. Otto Bergmann.
5., erweiterte Auflage, 1994.
223 Seiten, 159 farbige Abbildungen, geb.,
DM 198,–/öS 1445,–/
sFr 198,–
ISBN 3-7760-1415-6

Dr. med. J. Peter Dosch
Lehrbuch der Neuraltherapie nach Huneke
Regulationstherapie mit Lokalanästhetika
Geleitwort von Dr. med. Ferdinand Huneke.
14., erweiterte Auflage, 1995.
571 Seiten, 141 Abbildungen, 2 Porträts, 9 Tabellen, geb.,
DM 198,–/öS 1445,–/
sFr 198,–
ISBN 3-7760-1451-2

Dr. med. J. Peter Dosch und Dr. med. Mathias Dosch
Leitfaden zur Neuraltherapie
Einführung in die Therapie mit Lokalanästhetika nach Huneke
2. Auflage, 1994. 64 Seiten, 36 farbige Abbildungen, geb., DM 39,80/öS 291,–/
sFr 39,80
ISBN 3-7760-1416-4

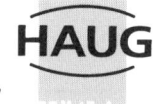

Karl F. Haug Verlag / Hüthig GmbH, Im Weiher 10, D-69121 Heidelberg, Tel. 0 62 21/4 89-5 55, Fax 0 62 21/4 89-4 10, Internet http://www.huethig.de

Stichwortverzeichnis

Abnutzungserkrankung (Arthrosis deformans) 24
Abwehr, körpereigene 26/27
Afterjuckreiz 24
Akupunktur 14, 31
Allergie 24, 35
Alterserkrankungen 48
Amöbe 27
Amputationsstumpf 37
-schmerz 24
Angina 42
– pectoris 23
Angst 25, 48
-zustände 23
Apoplexie 26
Appetit 15
Arteriosklerose 22
Arthritis 24
Arthrosis deformans (Abnutzungserkrankung) 24
Asthma 14, 20, 35, 36
Atemnot 25, 36
Atmung 10
Aufklärungspflicht 51
Auge 14, 40
Augenerkrankung 14
Ausfluß 23, 29
Ausschabung 30

Bakterien 12, 18
Bänderzerrung 24
Bandscheiben 20
-schaden 24, 37
Base 12
Basedow (Schilddrüsenüberfunktion) 23
Bauchfell 31
Bauchspeicheldrüse 23
Bechterew-Krankheit 24
Beruhigungsmittel 31
Bettnässen 24
Blasenleiden 24
Blinddarm 29
Blindheit 25
Bluterguß 36, 37
Brechdurchfall 29
Brechreiz 9
Bronchialasthma 23, 36
Brustfell 31
Brustoperation 29

Chemotherapie 26
Chirotherapie 31
Cholera 29
Coffein 9

Cortison 31
Coxarthrosis (Hüftleiden) 24

Dammriß 30
Dammschnitt 30
Desensibilisierung 26
Diphtherie 28, 40
Disposition 26, 37
Durchblutung 10, 12, 15, 48
Durchblutungsstörung 19, 24
Durchfall 23, 29
Dystonie, vegetative 24, 37

Eierstock 23, 32
Eigenblutinjektion 43
Eileiter 23
Einfluß, geopathischer 27
Eiweiß 10
Ekzem 24, 35, 37, 40
Embolie 30
Emphysem 23
Energie 10, 19
-haushalt 12
-stoffwechsel 12, 26
Entbindung 23
Entzündung 12, 17
Enzephalitis (Kopfgrippe) 29
Epilepsie 22, 25
Erbkrankheit 34
Erkältung 34

Fallsucht 25
Faszialislähmung 23
Fehlgeburt 23, 29
Föhnkrankheit 24, 37
Fokus 17
Fremdkörper 12
-gefühl 23
-gefühl im Hals 28
Funktion 19
Furunkel 24, 29

Gallenbeschwerden 41
-blase 11, 14, 39
-entzündung 29
-kolik 14, 39
-kranke 20
-leiden 23
-narbe 44
-operation 44
-stein 20
Ganglie 31

53

Stichwortverzeichnis

Ganzheit 10
Ganzheitskontrolle 26
Ganzheitstherapie 11
Gaumenmandeln 36
Gebärmutter 23, 32, 34
Geburt 37
Gedächtnis 48
Gefäßkrampf 24
Gefühlsstörung 24
Gehirnentzündung 25
-erschütterung 22, 29
Gelbsucht 23, 29
Gelenk 17, 31
-entzündung 14
-leiden 21
-rheuma 20, 24, 37, 40, 41
Gelose 31
Gerinnungsfähigkeit des Blutes 30
Geruchsvermögen 23
Geschlechtskrank 30
Geschwulst 36
Gesichtsreißen 38
Gesundheit 11
Glas 30
Glaukom 23
Gleichgewichtsstörung 22, 23
Granatsplitter 30, 33, 44
Grenzstrang des Sympathikus 31
Grundsystem, vegetatives 12
Gürtelrose 24

Haarausfall 23
Halbseitenlähmung 25
Hals 23
-sympathikus 36
Hämorrhoiden 24
Hautausschlag 14
Hautquaddel 17
Hautreizverfahren 14
Heilbetäubung 17
Heilung 11, 21, 46
Herd 12, 17
Herz 11
-asthma 23
-beklemmung 23
-erkrankung 14
-infarkt 23, 29, 30
-innenhautentzündung 29
-muskelentzündung 23, 29
-neurose 23
-schrittmacher 30
-stich 23
Heulzwang 23
Heuschnupfen 23, 35
Hexenschuß 14, 15, 24
Hirnembolie 26
Hirnhautentzündung (Meningitis) 29

Hodenerkrankung 30
Hormon 20, 25
-drüse 24
Hormone 11
Hüftleiden (Coxarthrosis) 24
Hühnerauge 29
Huneke, Ferdinand 8, 17
Huneke-Phänomen 21, 51
Huneke, Walter 8
Hypnose 33
Husten 36
Hysterie 25

Impletol 10, 42
Impotenz 24
Information 19, 46
Irresein, manisch-depressives 25
Irgapyrin 31
Iridozyklitis 23, 40
Ischias 14, 15, 24

Juckreiz 22, 44

Karbunkel 29
Keloidnarben 24
Keratitis 23
Kieferhöhle 29
Kinderlosigkeit 23
Klima 27
Knie 24
-gelenkentzündung 40
Knochen 30
-bruch 28, 30
-haut 31, 42
-hautentzündung 30
-mark 17
-markeiterung (Osteomyelitis) 30
-nagelung 30
Kolik 20
Kolitis 23
Konstitution 37
Kontrollfunktion 46
Konzentrationsfähigkeit 48
Kopfgrippe (Enzephalitis) 29
Kopfnarbe 29
Kopfschmerz 10, 14, 29, 35
Körpertemperatur 10
Krampfaderentzündung 30
Krankheit 11
-, postoperative 24
Krebs 26, 37
Kreislaufstörung 23
Kreuzschmerz 24,
Kriegsverletzung 35
Kropf (Schilddrüsenvergrößerung) 23
Kybernetik 11

Stichwortverzeichnis

Lamblie 27
Lebensnerven 10, 31
Leber 14, 15, 39
-leiden 23
Lidocain 21, 32, 42
Lokalanästhesie 10
Lungenembolie 29
-entzündung 29
-operation 29
-tuberkulose 23, 25, 29
-verletzung 29
Lymphabflußstauung 24

Magen 14, 15
-geschwür 21, 23, 29, 37
-leiden 34
-neurose 23
-operation 39
Mandel 17, 20, 28, 36, 37, 41
-abszeß 28, 40
-entzündung 23, 28, 33
-narben 40, 44
-operation 44
Marcumar 30
Massage 14
-verfahren 31
Matrix 10
Ménière 23
Meningitis (Hirnhautentzündung) 29
Migräne 8, 19, 22, 37
Mittelohr 14
-entzündung 23
-operation 40
-vereiterung 29
Multiple Sklerose 25
Mumps (Ziegenpeter) 29
Mundgeruch 28
Muskelrheuma 24
-riß 24
Muskelschwund 25
Muskulatur 15, 31

Nabel 29
Nadel 30
Narben 12, 17, 18, 21, 28, 39, 40
-schmerz 24
Nasennebenhöhle 32
-polypen 29
-scheidewandverbiegung 29
Nebenhodenerkrankung 30
Nebenhöhleneiterung 23
Nerven 10
-entzündung 24
-knoten 35
-reiz 48
-system, vegetatives 10
Nervosität 23, 35

Neuralgie 14, 24
Neuraltherapeutika 11
Neuraltherapeutikum 21
Neuraltherapie 10
Neuritis 23
Neurose 34
Nierenerkrankung 24, 29
Novocain 9, 16

Oberbauch 41, 43
-beschwerden 44
Ohr 29, 32
-geräusch 23
Ohrensausen 23
Operation 28
Organleiden, nervöse 24
Osteochondrosis 24
Osteomyelitis (Knochenmarkeiterung) 30
Ozaena (Stinknase) 23

Papageienkrankheit 27
Parkinsonismus (Schüttellähmung) 25
Peitschensyndrom 23
Periode 34
–, Schmerz 23, 35
Phenylbutazon 31
Postcholezystektomiesyndrom 44
Potential 19
Procain 9, 15, 16, 20, 21, 27, 32, 33, 35, 42, 44, 45, 49
–, Unverträglichkeit 43
Prostata (Vorsteherdrüse) 24, 32, 42
Psychopharmaka 31
-therapeut 25

Quaddel 36
Querschnittslähmung 25
Quicktest 30

Rachenmandeln 28, 36
Radiumeinlage 31
Reaktionspunkt 50
Regelfunktion 26
-kreis 37
Regulation 36, 37, 46
–, Mechanismus 32
–, Störung 19
–, System 10
Reizblase 24
-husten 36
Repolarisierung 20
Rheuma 14
Rippen 30
-fellentzündung 29
Röntgen-Tiefenbestrahlung 31
Ruhe-Potential 19

Stichwortverzeichnis

Sandkörner 30
Sauerstoff 10, 12, 15, 26, 48
Säure 12
Schädel 22
Scharlach 28
Scheidenjuckreiz 24
Scheuermannsche Krankheit 30
Schilddrüsenüberfunktion (Basedow) 23
-vergrößerung (Kropf) 23
Schizophrenie 25
Schlafosigkeit 14, 15, 23, 35
-mittel 31
Schlaganfall 22, 26
Schluckbeschwerden 42
Schmerz 15, 21
-zustand 24
Schnupfen 23, 29
Schrumpfleber 25
Schulmedizin 51
Schultergelenk 17
Schußbruch 30
Schüttellähmung (Parkinsonismus) 25
Schwangerschaftserbrechen 23
Schwerhörigkeit 14, 23
Schwindel 9, 22
-gefühl 42
Seele 15, 25
Segmenttherapie 14, 31, 51
Sehnenansatz 31
Sekunden-Phänomen 17
Selbstheilungskraft 22, 26, 31, 32, 37, 49
Silikose (Staublunge) 23
Sintrom 30
Skleritis 23
Sklerose, multiple 25
Sperma 43
Spondylosis 24, 37
Sportverletzung 24
Spritzenabszeß 29
Star 20, 23
-, grüner 37
Staublunge (Silikose) 23
Steißbeinprellung 30
-beinschmerz 24
-lage 30
Stinknase (Ozaena) 23
Stoffwechsel 10/11, 12
Störfeld 12, 18, 26, 28, 32, 39
Störungen, seelische 20
-, sexuelle 23
Sudeck-Krankheit 24
Suggestion 9, 33

Taubheit 25
Temperatur 12
Tennisellenbogen 24, 30
Testinjektion 21, 46

Thrombose 24, 30
Toxoplasmose 27
Trichomonade 27
Trigeminusneuralgie 23, 38, 44
Tripper 29
Trommelfell 29
Tuberkulose 25
Typhus 29

Überempfindlichkeit (Allergie) 35
Unfall 28
Unterleib 35, 37, 40
-erkrankung 34
-leiden 14, 21
Untersuchung 32
Unverträglichkeit 43
Ursache 13, 18, 39

Vegetativum 10
Verdauung 10
Vergiftung 29
Verkrampfung 15
Verletzung 12
Verstopfung 23, 29, 35
Verwachsung 39
-beschwerden 20
Vitamin 25
-, K 30
Vorgeschichte 28
Vorhauterkrankung 30
Vorsteherdrüse (Prostata) 30, 42
-, Vergrößerung 14, 24

Warze 24
Weckamine 31
Weisheitszahn 28
Wetterfühligkeit 24
-umschlag 37
Wochenbett 35
Wunde, schlecht heilende 24
Würmer 27
Wurzelresektion 28

Xyloneural 21

Zahn 17, 21, 28, 37, 40
-zyste 36
Zangengeburt 30
Zellatmung 12, 26
Zelle-Milieu-System 12
Zervikalsyndrom 24
Ziegenpeter (Mumps) 29
Zucker 10
Zweitschlag 37
Zwölffingerdarmgeschwür 23
Zyste 36